政府不敢告訴你的

健保危機

張鴻仁
著

目錄

建構可以永續經營的健保制度

楊啟航
台灣產業創生平台榮譽執行長

台灣民眾關切的重大公共議題，例如少子化及其帶來的學校退場；核電政策帶來的缺電危機；兩岸緊張關係帶來的和戰危機等，都像是一團團烏雲籠罩在台灣上空，讓人心情沉重。難得有健保制度這項一九九五年開始施行的公共政策，像是穿透烏雲的陽光，讓台灣人民感到自在、自傲，讓國際社會為之讚嘆、驚豔。健保專家張鴻仁卻在健保施行不到三十年的今天，直指健保制度已成為國王的新衣，經不起嚴格的檢視，也成為另一項國人必須嚴肅面對，政府必須及時提出應對方案的公共議題。

二〇二〇年，新冠疫情爆發之初，鴻仁兄出版了《2030健保大限》，時機並不理想，沒有造成廣泛迴響及重視，只獲得醫療體系的一些共鳴。三年後，疫情解封，加上總統大選開始熱身的今天，鴻仁兄出版續篇《政府不敢告訴你的健保危機》，時機拿捏之準，令人讚嘆；不計毀譽，與公部門直球對決的勇氣，令人側目。尤其三位台灣二〇二四年總統大選候選人中，有兩位是醫生，更使這個人人稱道，卻又問題重重的議題，難以迴避，必將浮上檯面，受到檢視。

鴻仁兄在本書中，除了保持他一貫的寫作風格，敘事一氣呵成，說理深入淺出，充分展現他深厚的專業素養，到位的實務經驗。這次不同於以往的是，他義無反顧地選擇站在大眾認知及政府施政的對立面，不但直指目前健保制度的無法永續，而且勇於提出各項可行的因應方案。這本書已初具健保白皮書的內涵，應該足以引導討論走入正確方向，令人期待。

蘇軾在一千年前曾經這樣形容自己「難安緘默」的個性：「性不忍事，如食中有蠅，吐之乃已。」台灣目前的處境，需要一批像鴻仁兄這樣有抱負、有經驗、無私的知識人，針對各項公共政策提出獨到見解，一起討論，取代那些終日追逐八卦、言不及義的政客名嘴，還給台灣一個清靜理性的公共政策討論空間。

鴻仁兄給了一個極佳的示範。

「治未病之病」的罕病防治策略

陳莉茵
台灣罕見疾病基金會創辦人

端午連假中榮幸拜讀張董事長新作《政府不敢告訴你的健保危機》初稿；翻開目錄驚驚地感到精采可期，怕怕地邊讀邊畫重點，卻發現張董已經貼心的在每章論述中標有小結重點，「博大精深」的全民健保與醫藥衛生相關議題頓然親近「老百姓」的知識範圍。然而我這被喚「姊」的基因聖戰未死老兵，其實戚戚然五味雜陳的幾乎不能言語遑論下筆。

話說本書第一章「戳破健保神話」引用《健保法》第一條前則：為增進全體國民健康，辦理全民健康保險，以提供醫療服務，制定本法。開宗明義地說明：開辦全民健保初衷乃為保障全民「健康」與家國大利，亦誠然是全民最重要的保命資源。然而對罕見疾病更具最大善意的則是前述《健保法》第一條之第二則：本保險為強制性社會保險，於保險對象在保險有效期間，發生疾病、傷害、生育事故時，依本法給與保險給付。如此，目前公告的二百二十四類罕見疾病、尤其九六%被商保拒保且無處可去的罕見遺傳疾病患者，終於得以納入健康及治療的社會保險的保障大傘。

但是為什麼健保開辦二十八年後，尤其自二代健保改革到最近六年間，罕病患者醫療可近性何以如此窘迫？從張董以台灣發展智慧醫療目標來分析，健保為「節約醫療費用」而限縮成本，抑或視之為「創造建康價值」的投資思維作抉擇，此中當有翻轉而啟示性探索。可惜張董指出：長期缺乏投資的台灣醫療體系，在多年節約營運政策下，如今每年至少缺四千億醫療資源。因此若以增進健康的指標來看，必然在亞洲鄰近同儕國家中吊車尾，而且造成血汗醫護，以及急重難罕呈現死於可以治療的疾病，進而導致「只想省錢，卻要了命」的難堪困境，並且悖離了開辦健保的初衷。

記得曾有健保委員問我：不幸死亡的罕病兒或患者可以省下多少錢？算是伶牙俐齒但痛失愛子的大姊我居然剎那間失語，然忍痛回答：罕病患者多半沒有傳統治療以致失命，所以應該沒省到太多健保資源。根據罕病基金會統計：截至二〇二三年四月，罕病通報人數：二萬一百二十四人，死亡四千一百七十三人（占二〇．五五％）。實話說，健保危機如得緩解，沒處可去的罕病患者治療才有空間及機會，無論額外公務預算、或商保補位、或藥品差額自費等等對終生病程且一輩子得用高價罕藥，人少選票少的罕病患者及家庭而言，無異是緣木求魚的假議題。對目前日夜煎熬苦等二十九種罕見新藥六千六百九十六位病患來說，也許只能默默悲唱：怨蒼天變了心……

所幸二〇二三年六月十五日台灣健保藥品共同擬定委員會首納脊椎性肌萎症（SMA）基因治療，八月之後幸運的肌萎小病兒終於不必終身用藥而有了「治癒」機會。這項令人期待、鼓舞、且感動的創新罕病醫療給付，的確充分彰顯全民健保的社會保險本質及其尊重生命的價值。及時用藥大幅提升罕病病患生命品質外，同時增加病人及病家生產力，並且大幅減少社會福利與長照的社會成本及支出。況且單基因的遺傳罕病其研究及治療，其實掌握著諸多疾病的治療關鍵；加之，治療家族性遺傳疾病對各家族的健康、婚姻、生命傳承及社會發展有重大影響及意義；因此治療罕病，的確呼應張董新作中主張：不宜僅視之為醫療費用或成本，而是一種正確且必要的健康投資。此同時推動婦女孕前篩檢帶因者的罕病防治，則屬張董在本書提及效法上醫「治未病之病」的重要全民健康策略。

感謝張董事長邀我為新作寫序，得以一睹為快之餘，胸中萬般憂苦也得一吐為快。

期待擲地有聲的危機大作大賁；

期待大家關注大家的健保安危；

期待全民健保化危機為轉機；

迎來疫後全民健保新時代！

癌症病友的心酸需要穩健的健保

潘怡伶
台灣年輕病友協會創會理事長

首先想先感謝張鴻仁董事長寫了這本書，願意挺身而出讓社會大眾看到健保真實的樣貌。

我在二〇一四年確診罹患乳癌，從此多了一個癌症患者的身分，生活開始有了天差地遠的改變，在經過一連串的癌症治療，這才發現，健保與我想像的不太相同，原來以為健保是患者的依靠，而沒想到過程中許多符合治療指引，醫師建議使用的藥物健保並沒有給付，其中也包含昂貴的標靶藥物，曾經有同為乳癌患者的病友告訴我，她希望自己的病況可以更嚴重，這樣就不用讓家人負擔百萬的自費標靶了。

這樣令人心酸的故事不是個案，在病友間常常發生，尤其在經濟能力並未穩定的年輕患者更為顯著，這也是為什麼台灣年輕病友協會從一開始的病友服務走向醫療倡議之路，在我們深入關心健保的議題之後，與許多學者專家談論，也參與相關會議，這才發現，原來我們看到的所謂嚴格把關，事實上背後真正的原因是在於如何降低健保財務衝擊，原來台灣的健保早就已經搖搖欲墜，我們看似人人稱羨的健保政策，實則走向無藥可用的窘境。

我們擔憂健保的處境，擔心未來的患者無藥可用，其實我們並非希望政府總是努力補貼健保的款項，而是想要可以與大家共同讓健保走向更穩健之路，我們知道這條路不好走，每每在協會舉辦的專家會議中，病友的殷殷期盼，醫師為無法用最好資源救治病人的憤慨，被法規與預算緊緊限制的健保署的無奈，但對於現狀的困難不失望與放棄，我們拿出對抗疾病的勇氣，繼續為病友爭取更多權益，很感謝張鴻仁董事長在健保改革的努力，期待我們一起攜手讓健保更好。

為台灣開創更優質的醫療照護體系

蔡麗娟
台灣癌症基金會副執行長

全民健保是台灣之光，也是政府引以為傲的醫療照護體制，但是隨著台灣即將在二〇二五年步入超高齡社會，加上少子化及新醫療科技的快速研發，二十八年前實施的健保，當年的時空環境對比現今社會經濟的發展，已不可同日而語。健保能否繼續扮演台灣民眾健康與醫療的守護者，是許多人心中的隱憂。

張董事長因曾擔任健保局總經理，對於健保制度瞭若指掌，且被喻為是台灣最懂健保的專家之一，繼《2030健保大限》一書之後，再度藉著《政府不敢告訴你的健保危機》這本書，呼籲大家必須嚴肅看待健保已處於逐漸衰敗的危機中，亟需思考其核心問題並且找出解決之道。

台灣健保的自由就醫加上「俗擱大碗」，造就了民眾九成以上的滿意度，也讓執政者不認為健保有迫切改革的必要，而且將不調漲健保費，不增加民眾負擔，視為「德政」，健保改革變成了政治議題，但是健保面臨長期入不敷出的財務困境，以及能否永續，我相信絕大多數的民眾並不清楚。

由於作者對健保制度的深度瞭解，因此對整個制度的針貶涵蓋多元面向，包括低價保費可能引發的醫療危機、對健保省錢思維的挑戰、從血汗醫護人員的臨床壓力審視對醫療品質可能的影響、醫院經營者需倚賴非醫療收入維持營運、以及從GDP占比和醫療可近性和品質（HAQ）指標看投資健康的重要性等，全書以簡單易懂、深入淺出的敘述方式，佐以實證數據圖表，對健保做了全面性的檢視，讓健保面對的危機，攤在陽光下。除了指出問題，最重要的是要有解方，因此作者提出不同的政策選項圖，從新加坡制、差別訂價制、英國制、維持現制到落實《健保法》第四十三條，都有專章詳細的解說，非常具有建設性和啟發性。

台灣醫療保健支出的GDP占比明顯低於日、韓等國；這幾年不管在平均餘命，癌症存活率，可避免死亡率及新生兒死亡率，都已經落後日、韓和和新加坡，這是嚴重警訊；尤其像癌症這樣的重大傷病，因為新藥費用高昂，財務衝擊太大，以致等待納保的時間平均要七百八十七天，即便健保給付了，也是嚴格限縮給付條件，大概只有三成病友可以得到給付，「癌症新藥看得到卻用不到」，癌症家庭的自費用藥漸成常態，經濟能力比較好的家庭有能力和機會做比較好的治療選擇，實在違背健保成立時，所揭示的要讓民眾「不要因病而貧，因貧而無法就醫」的初衷，但很遺憾地，健保對於重大傷病的保護力已明顯不足。

我相信不管是一般民眾或是關心健保體制的所有利害關係人以及政府部門，這本書都會帶來不同的省思，讓大家去正視健保面臨的危機和挑戰，當然全民健保的問題錯綜複雜，絕非一種政策可以完全解決，且需有短、中、長期的規畫和行動。作者透過這本書殷切地提醒大家，不能再沉浸於「全民健保，世界第一」的美名，必須要有危機意識，對症下藥，共同關心健保的問題，一起為台灣開創更優質的醫療照護體系，因為我們每個人都是潛在的病人！

面對健保危機　改革是全民責任

王正旭
長庚大學醫學院教授
癌症希望基金會董事長

張鴻仁老師又出書了，而且是擲地有聲的評言，所呈現的是台灣民眾必須共同面對的健保問題和解方，本書的論述內容非常值得大家從各種層面來剖析與探索。

張老師是我在國立陽明大學公共衛生研究所研讀法律與政策博士學位的指導教授之一，張老師有紮實的學術基礎、開闊宏觀的視野和豐富的實務經驗，對醫療衛生體系的建構及健保制度的運作更有獨到的見解。非常感謝他對我個人的指導和協助外，對他願意將苦心鑽研的成果公諸國人，不計毀譽，打破他原先謹守不在其位不謀其政的原則，更是感佩。

健保危機絕對不是假議題，健保制度也不是無法改革，但是在華麗的民眾滿意度光環下，歷任執政黨政府官員無力於釜底抽薪解決問題，因為隱藏了太多不敢公開說明的祕密。

我非常擔心張老師被誤解了，認為他投入生物科技產業，所以危言聳聽誇大健保危機，藉提高投資健康之名，行謀利業界之實。但是多面向證據顯示，台灣現行的衛生醫療政策和健保模式對增進全體國民健康的成效，相較於歐美及臨近日本、韓國、新加坡等國家，已經嚴重落後了。為了打造台灣醫療健康照護體系的韌性，希望府院的領導階層能誠懇地告訴國人，目前的健保制度確實無法因應醫療費用劇烈變遷，我們需要進行更強而有力的改革。

不希望張老師以他在政府及醫藥衛生產業四十年經驗所精心統整的政策建議書，變成只是同溫層相互取暖的建言書，適逢總統及國會大選之際，非常期待各政黨總統參選人能在所提出的醫療政策白皮書，立法委員候選人在醫療照護的政見，明確回應現有健保制度缺失以及解決策略。更期待專家學者和對健保制度具有影響力的政府官員及健保會委員，能開誠布公，透過各個層面各種方式深入研討張老師在本書所羅列的處理方案。

身為第一線照護癌症病患的腫瘤科醫師，以及長期投入病友團體公益組織的社會服務者，我非常肯定全民健保制度施行以來對台灣罹患重大疾病民眾醫療照護的重大貢獻，這些都要感謝開創全民健保制度的前輩，以及歷任執行健保政策的政府官員。但是若持續迷醉於過往的榮耀成就，或是迷惑於現有的虛幻成果，就如張老師所言，我們就真的陷入「成功的受害者」的困境，因為感受不到可怕的危機，喪失了改革的動力，國家危矣！民眾殆矣！

期待全民健保的下一個三十年

連賢明
台灣健康經濟學會理事長

長期從事健保研究，我有幸認識不少健保署長。歷任署長中，有些從公務體系出身，有些是醫師或學者轉職，他們各自具有公共衛生、醫療管理或財經保險等不同領域的專業背景。但很少人像鴻仁兄一樣擁有特殊的跨域經歷：醫師出身，後來轉讀公衛，四十多歲即擔任中央健保局總經理和衛生署副署長，並在事業巔峰時轉進生技業界。平日繁忙的企業生活外，他還在大學兼職教書，樂於與學生分享產業和政府經驗，充分展現產官學三棲的領導風範。

然而，鴻仁兄不論身分如何，對待人一貫溫暖真誠。他經常與不同領域的學者和專家討論醫療問題，善於傾聽並認真思考，從不因自己的經驗或地位擺架子。兩年前，為了讓大家了解城鄉地區醫療不均的問題，他帶領一群健康經濟學會的老師們前往山區參訪，解說台灣偏鄉醫療狀況。他的用心與真誠，使他在各個政黨和社會階層中擁有許多朋友，而能跨界掌握對健保議題的第一手觀察。

鴻仁兄最令我敬佩的是他對健保事務的長期關懷。雖然他早已離開政府工作，但仍持續以「民間友人」的身分關注健保問題。他在臉書上經常對醫療政策進行針貶，三年把許多評論彙整出版《2030 健保大限》一書，希望讓國人了解，健保長年引以為傲的低成本和便利性，立基在醫護人員的辛勞和犧牲，超高民眾滿意度的健保卻在醫護間有完全相反的評價。更令人憂心的是，許多健保優勢都將隨醫護人力老化而逐漸褪色，健保的永續發展面臨嚴峻挑戰。

今年鴻仁兄出版的《政府不敢告訴你的健保危機》一書，以更多的國際數據與分析資料，指出台灣醫療保健支出長期偏低的危機。相關支出僅占國內生產總值（GDP）的六．五%左右，不僅落後於平均九—一〇%的OECD國家水平，也不及日本、韓國等鄰近國家的八—九%。而長期健康投資不足更危及醫療照護的品質，以糖尿病、心臟病等慢性病治療為例，台灣的表現落後於已開發國家的水平；台灣民眾的平均壽命（通常被視為衡量醫療照護品質的重要指標），更從健保開辦前的領先於韓國，到現在落後於韓國兩年以上。

此外，健康投資不足也導致健保預算吃緊，限制了對先進醫療技術的支付。舉例而言，癌症藥物越來越難納入健保給付範圍，新藥平均要等待兩年才被納入，而納入後的支付條件也相當嚴格。這些因素使民眾的自負比例不斷上升，背離了健保當初要減少因疾病而陷入貧困或因貧困而無法就醫的初衷。

作為一名從事健保研究的學者，我深知揭開健保的真相是一項吃力不討好，更可能得罪人的工作。然而，台灣健保今天面臨的諸多問題，正是因為大家沉迷於健保「便宜又大碗」的假象而不願進行改革而產生。我期望鴻仁兄能堅持不懈地發聲，吸引更多專業人士站出來，讓社會能正視台灣健康投資不足的問題，而非在旁漠視醫療品質逐步下滑。只有這樣，健保才有下一個三十年可期待。

自序

迎接疫後新時代

二〇二〇年疫情之初，我寫了《2030健保大限》這本書，當時的目的是希望能喚醒社會大眾好好思考全民健保的未來，也希望提醒大家，這個令全球稱羨、讓所有海外僑胞紛紛回台就醫的制度，恐怕就要破產了。

不過，那本書並未達到自己預期的目標，至多只在醫藥衛生界激起了一些小漣漪。那年年底，阿中部長在如日中天的民氣支持之下調漲了保費，居然船過水無痕地輕易過關；但是接下來的兩年，行政院不敢真的依《全民健保法》第二十六條的精神，年年調漲保費，喪失了將健保的收支平衡機制常態化的寶貴時機。

蘇貞昌院長卸任之前，他的團隊在行政院相當高調地召開記者會，宣布今年不會調漲健保費，把這樣的訊息當成是政府的「德政」。新內閣的衛福部薛瑞元部長，也多次公開強調「不漲健保費」的決心，蔡政府更大方地拿出兩百多億元挹注健保安全準備，以防健保虧損、破產變成二〇二四年總統大選的選戰議題。

Covid-19 三年抗戰下來，突顯出台灣長期以來整體醫療量能不足的問題，誠如陽明交通大學醫管所黃心苑所長所言，Covid-19 是檢驗醫療體系韌性（Resilience）的最好時機，全世界各國醫療衛生制度的優缺點，三年下來無所遁形。因此在解封之後，全世界都在探討醫療／公共衛生體系的韌性。

但是，幸或不幸，台灣的全民健保已經成為成功的受害者（Victim of its own success），每次我在臉書上呼籲，我國全民健保已經落後鄰近的日、韓，需要大力／大幅度改革，就會有人來「踢館」，問說為什麼海外僑民和台商都爭相回台看病？

或許，「全民健保，世界第一」這句話在十幾年前是事實，但是在健保實施快屆滿三十年的此刻，似乎已經與事實漸行漸遠，這句話越來越像是政府的「大內宣」。第一個提出這個警訊的人，就是中央健保局第一任總經理葉金川先生，他在我二〇二〇年六月新書發表會中，一針見血地指出「全民健保最美好的時代已成追憶」！

在疫情期間，我持續隨著疫情的變化觀察醫療體系的應變能力，但內心更關注的其實是台灣整個醫療體系的韌性。果然，指揮中心還沒解編，醫院護理人員不足的問題已經在醫界群組間廣傳，與民眾最直接相關的是在急診處等病床，台大、榮總、長庚等醫學中心急診病床排到走廊早已上不了新聞，但是只要跟醫院院長聚餐的場合，不可能沒有來要病床的電話。

二〇二二年夏，疫情還在高峰之時，代表癌症病友團體的癌症希望基金會，發表了一份調查報告，指出癌症病人自費比率高達八一%，其中兩成的金額更是「破百萬」。

幾個月後，專業媒體《報導者》以「曾是聯合國認證的罕病人權大國，為何台灣患者淪落健保邊緣？」為題，分析罕病患者的困境。二〇二三年一月，一則「罕病童赴大陸就醫」的新聞，更震驚醫藥衛生界。不過，這些新聞跟我的臉書一樣，頂多成為醫藥界茶餘飯後的閒談，從來不是台灣政治人物或媒體關切的重要公共議題。

個人離開公職、進入生技產業界已經十八年，這些年來，不論新創或成熟型企業所面對的挑戰，十之八九跟全民健保制度有關。許多新創公司辛苦創業，也開發出不錯的技術，並經醫學中心菁英團隊的臨床驗證，以及TFDA（食品藥物管理署）的核准，不過產品一到健保署就卡關了。

最近缺藥的問題，雖然有供應鏈的結構性問題，但是全民健保年年砍藥價，砍到有些藥品單價只剩幾毛錢，以致藥廠沒有意願生產，健保當然要負起最大責任。最近缺貨的軟便劑氧化鎂，每千顆才一百六十元就是最好的例子。

當年在名作家柏楊先生領導下，在綠島建立人權紀念碑的一群好友之一——黃日燦律師，在二〇一九年底成立了「台灣產業創生平台」，希望引領台灣成熟企業透過「前瞻未來」以邁向「後天」。我有幸獲邀參與了這個平台，也因此有許多機會與許多台灣成功產業的先進互動，發現民間可以做到許多政府做不到的事。

十八年前我離開公職之後，謹守「不在其位，不謀其政」的原則，在Covid-19疫情之前，除了產業相關議題外，對官方醫藥、衛生政策一概不評論。但是這幾年來，眼看健保政策千瘡百孔，有些是診斷錯誤，有些是下錯處方給錯藥，有些是頭痛醫頭，但久了之後變痼疾，再不對症下藥恐怕變絕症。

過去我曾任公職、現為生技產業界一分子，經常與醫藥界好友交流討論，大家對此現況無不憂心忡忡。醫藥衛生與全民健保的議題相當「博大精深」，一般民眾很難理解，連企業界菁英也難窺其全貌。這陣子我只要看到相關議題就會忍不住在臉書上分享一些觀念看法。本來想再寫一本書，題目類似「全民健保十大迷思」。前一陣子和黃日燦律師一起走春，兩個人聊了聊，就難免觸及產業的困境，他當頭棒喝說：「你應該多做點事！」我在清明連假前閉門苦思，很神奇的，多年來找不出解方的複雜問題，居然一夕之間「頓悟」！短短一個多月的時間寫出這本書，我私下以為，這本集結我四十年來在政府及醫藥衛生產業的經驗所統整成的政策建議書，希望能「拋磚引玉」，吸引大家一起思考台灣醫藥衛生體系的未來。

這本書，希望能喚醒社會大眾的危機意識，如此才能引起政府的重視，也才有希望進一步改造曾經名揚四海而如今已經逐漸敗壞的全民健保，協助社會大眾和醫藥衛生界一同走過Covid-19大疫，為台灣開創未來嶄新美好的新醫療體系，以增進全民健康！

鴻仁寫於二〇二三年六月

第一部

表相與真相

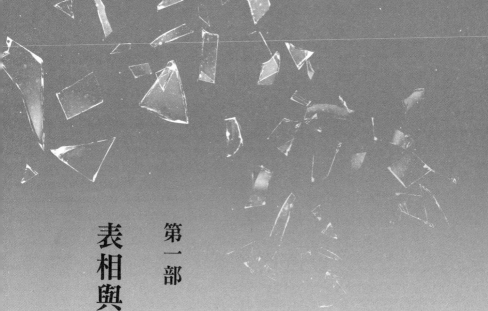

第一章　戳破健保神話

全民健保好不好？這個問題在台灣至少有八成的民眾會跟你豎起大拇指說是台灣的寶，除非您問的是醫藥界。最重要的原因當然是台灣的醫療真的又便宜又方便，全球絕對無人可及，但是我們真的可以用這麼低的價格，無憂無慮地一直運作下去？一家餐廳用夜市的價格，給您星級餐廳的享受，您難道不會懷疑這有可能經營得下去嗎？

全民健保好不好？這個問題在台灣至少有八成的民眾會跟你舉起大拇指說是台灣的寶，除非您問的是醫藥界。如果您上衛福部／健保署網站，會看到這張圖，這是七、八年前，抗煞總指揮衛生署前署長李明亮教授分享給我的，他說：「鴻仁，你有沒有看到台灣在哪裡？在遠遠的天邊！」當年滙豐銀行對全球「外派人力」所做的調查，發現用品質與可負擔性這兩個指標，台灣遠遠領先全世界。簡單地說，「性價比」全球各國無可匹敵。

這份二〇一四年所做的調查之後，近幾年政府喜歡引用一個全球「沒有人知道」的網站（Numbeo），說台灣醫療保健指數「又」拿下全球第一（註：Health Care Index by Country 2022 https://www.numbeo.com/health-care/rankings_by_country.jsp?title=2022）。

陽明大學公共衛生研究所周穎政教授，有一天忍不住

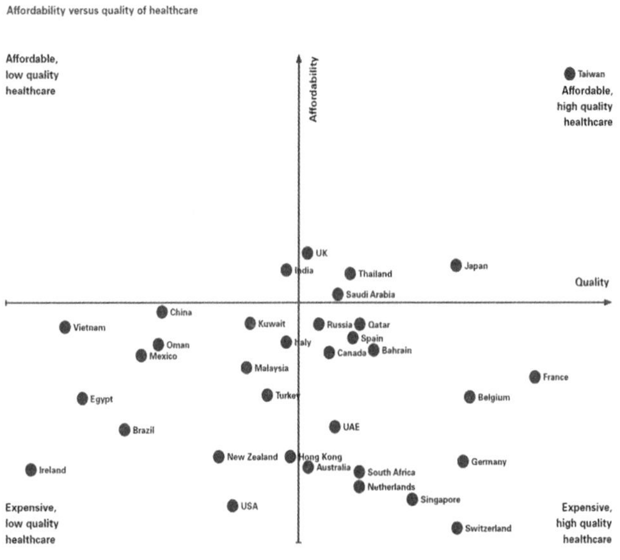

Affordability versus quality of healthcare
Affordable, low quality healthcare
Affordability
Taiwan
Affordable, high quality healthcare
UK
India
Thailand
Japan
Quality
Saudi Arabia
China
Vietnam
Kuwait
Russia
Qatar
Spain
Oman
Italy
Mexico
Canada
Bahrain
Malaysia
France
Egypt
Turkey
Belgium
Brazil
UAE
New Zealand
Hong Kong
Germany
Ireland
Australia
South Africa
Netherlands
Singapore
USA
Expensive, low quality healthcare
Switzerland
Expensive, high quality healthcare

圖表 1-1：各國醫療系統的可負擔性與品質比較表（資料來源：匯豐銀行 2014 年）

上了Numbeo的官網，發現全球只有「幾百人」上網投票，他說那天他「手癢」，招集幾百個人，就可以「操控」全球的排名，很神奇吧！政府的「大內宣」有用，最重要的原因當然是台灣的醫療真的又便宜又方便，全球各國絕對無可匹敵，但是我們真的可以用這麼低的價格，無憂無慮地一直運作下去？一家餐廳用夜市的價格，給您星級餐廳的享受，你難道不會懷疑這有可能經營得下去嗎？日本有一個節目講「佛心餐廳」，量多、料實在，而且都是銅板價，每次看了都想怎麼可能？店家靠什麼賺錢？仔細看這些店，都是「老人家」用自己的「老店面」，為附近的學生或工人供應價廉物美量大的平民美食，這當然是例外，而不是常態，而這些人退休之後，必然後繼無人。這個節目很像台灣的全民健保，提供「佛心醫療」，就如同我在《2030健保大限》所預測的，等到戰後「嬰兒潮」這一代的醫護人員退出職場之後，「平價佛心醫療」就會永遠離我們而去。

我們再進一步仔細探討，一個長期缺乏投資的醫療體系，品質怎麼會好？

我最近在許多演講的場合，都會問觀眾一個問題，全民健保的目的是什麼？令人意外且帶點感傷的是，絕大部分人答不出來，甚至包括醫藥衛生記者、企業家、研究所醫藥相關的學生、老師在內。

請大家先看《全民健保法》第一條：

「為增進全體國民健康，辦理全民健康保險，以提供醫療服務，特制定本法。」

為什麼這個條文這麼重要？這些年來當大家熱烈討論

全民健保的問題時，都將焦點放在醫療浪費、部分負擔、使用者付費、無效醫療、財務虧損……，似乎已經忘了原始的初衷——增進全體國民健康的願景，如果連全民健保的目的都沒有共同認知，那就無法往下深入討論了。進一步說，我們除了要民眾更健康，還有一個絕大部分文明國家都主張的另一個願景：「不希望有人因病而貧，或因貧而看不起病」！

有了這個共識，我們先看圖表1-2，圖表1-2是從全民健保開辦第一年到二〇二〇年，台韓日星四國平均餘命的趨勢比較圖，有兩個重點：

一、每個國家都在進步，二、台灣敬陪末座（連原本落居台灣之後的韓國都已經超車台灣）。

所以，以平均壽命這個最常用的公共衛生指標為標準，我們在健保開辦的前幾年表現還不錯，但自二〇〇三

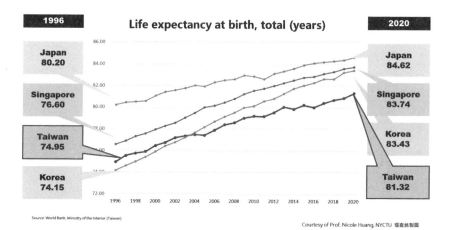

圖表 1-2：1996-2020 年台韓日星四國平均餘命趨勢比較圖（資料來源：世界銀行，內政部）

年之後的近二十年來遠不如鄰近強國。或許有人會問，平均餘命不一定跟健保有關，例如：交通安全、職場安全、空氣汙染也都是重要影響因素。沒錯，公共衛生界很早就清楚這個道理，但是平均壽命是最容易收集的公共衛生指標，也最常用做跨國比較，因此長久以來一直是國際間比較不同衛生體系的最重要指標之一。我們再來看圖表1-3。

圖表1-3所用的統計方法，稱為「可治療疾病之死亡率」這是一九九〇年代才發展出來的指標，近年來已成為國際標準，我們在第六章會進一步解釋。國際上近十年來已經逐漸形成共識，「可治療疾病的死亡率」可以用來當作「健康照護可近性和品質的指標」（Healthcare Access and Quality Index, HAQ）；簡單地說，一個國家愈多人死於「現今科技可治療的疾病」，表示其醫療的可近性（Accessibility）、品質或兩者都有問題。

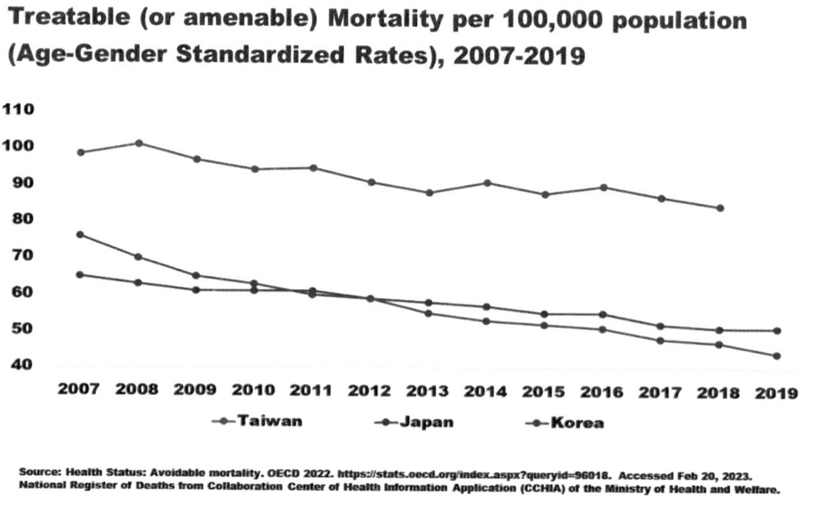

Source: Health Status: Avoidable mortality. OECD 2022. https://stats.oecd.org/index.aspx?queryid=96018. Accessed Feb 20, 2023.
National Register of Deaths from Collaboration Center of Health Information Application (CCHIA) of the Ministry of Health and Welfare.
Courtesy of Prof. Nicole Huang, NYCTU

圖表 1-3：2007-2019 年台日韓可治療死亡率趨勢比較圖（資料來源：OECD）

用這個指標來比較，台灣的成績更差，簡直是大聯盟和小聯盟的差別。看了這張圖，醫界一定不服氣，會有這樣的抱怨：「如果」給我們同樣多的資源，結果一定大不相同。遺憾的是，過去無法重來，一個天分再高的運動員，天天餓肚子，成績的確不可能太好！

除非我們下定決心痛定思痛並立刻改革，否則絕對無法扭轉此一劣勢。

圖表1-4是從《刺絡針》雜誌（*The Lancet*）的二〇一五、二〇一六、二〇一九這三年的HAQ index資料彙整下來，在台日韓星的比較中，我們敬陪末座。進一步看文章裡分析的各種疾病的成績，以糖尿病、慢性阻塞性肺疾病（COPD）、腎臟病（CKD）等疾為例，我們都不及格。最重要的原因之一是我們投入不足，不過這點台灣社會並沒有共識，所以要多花一點篇幅來解釋。

	2015		2016		2019	
	HAQ		HAQ		HAQ	
	Score	Ranking	Score	Ranking	Score	Ranking
Japan	89	11	94	12	87.5	17
Singapore	86	21	91	22	86.2	23
Korea	86	22	90	25	86.3	22
Taiwan	78	45	85	34	78	35

Courtesy of Prof. Nicole Huang, NYCTU 楊嘉銘製表

圖表 1-4：台日韓星 HAQ 分數與排名（資料來源：*The Lancet*）

圖表 1-5 是護士人口比及醫師人口比的國際比較，從這張圖來看，台灣的醫師數比不上韓國、日本（橫軸），護理人員數比不上大部分先進國家，所以血汗醫護人員的說法其來有自。

正如前陽明大學校長郭旭崧所說：醫療是很本土的，一般人不太有機會知道別的國家怎麼看病的，只要我的醫師護理人員態度好，我看病便宜又方便，當家人在醫院走到人生盡頭時，我們怎麼會知道，如果醫師拿的到美國最新核准的新藥，我的家人可以多活一兩年？或者，如果醫生每次看病都可以花十幾二十分鐘好好跟我們解釋，我的糖尿病／高血壓會控制得更好，我或許就不需要洗腎？醫護人員的血汗，表面上看起來好像跟我們無關，但實際上對醫護品質影響甚大。我們難道不希望看病時，醫院不要那麼擁擠？醫師可否多花點時間跟我們解釋病情？醫院有

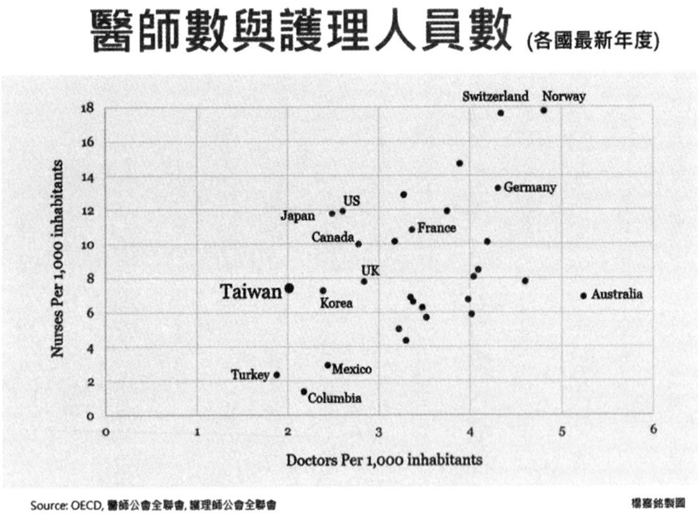

圖表 1-5：2019 年各國醫護人力比較圖（資料來源：OECD）

充足的護理人員，所以家屬可以安心地把家人交給醫院，不需要隨時有家人陪病？

說起來可能讓你很驚訝，在全民健保體系下，醫師看一個病人只有二至三百元？您應該會同意「仔細」幫病人看一次病，絕不是幾百元就能打發，但是全民健保制度開辦至今二十幾年來，不敢把醫師診察費合理化，所以大部分醫師只好一個門診看幾十個甚至上百個病人，您說這樣的品質怎麼可能會好？

試想，如果三小時門診只准看十至十二位病人，每個病人都有十五到二十分鐘，那麼診察費大約需要一千五百左右，一般民眾願意接受嗎？台灣每年門診次數超過三億次，診察費每調高一百元，一年就要三百多億元，如果從三百元調高到一千多元，就要增加三千多億元，這個金額幾乎是一年健保醫療費用的一半。

至於護理人員方面，全國職業護理人員約有十八萬人，平均年薪不到七十萬元，每調高一〇%，就要增加一百多億，最近許多醫院缺護理人員，想要吸引有執照卻不想低薪血汗的人，我們將心比心，沒有百萬年薪，找得到有經驗的優秀人才？許多醫院想提高薪資，因為大部分醫院本業虧損（我們第三章會仔細分析），所以有心無力，這個財務缺口也是千億以上的問題。

那麼世界上其他國家花多少錢在醫療照護體系？從圖表1-6的統計顯示，國人每人每年平均花費一千七百五十二美元在健康醫療上，相當於新台幣五萬兩千五百元，這包括所有的醫療支出，其中全民健保約占六成左右。這個數字不到日本的一半，比韓國少了約九百美元，約兩萬七千元台幣。全民健保開辦時，我們跟日本差距一樣大，但當時比韓國高出約五成，所以說，近二十年來韓國持續

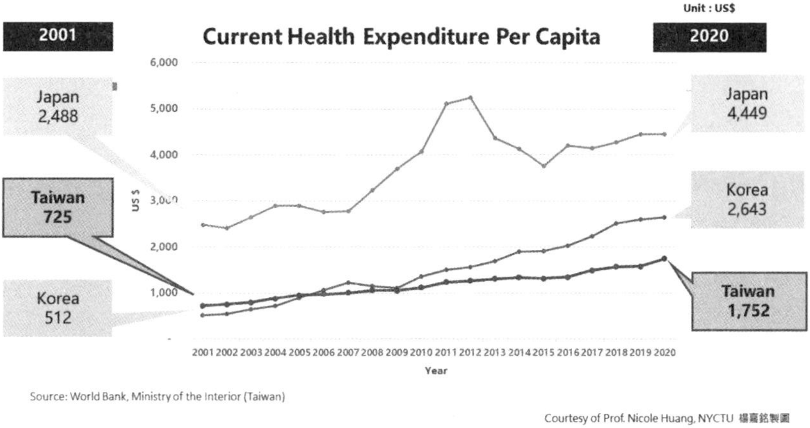

圖表 1-6：台日韓每人每年健康醫療支出趨勢比較圖（資料來源：世界銀行，內政部）

投資於健康，大約在二〇〇三年超越我國，而且差距越來越大！

國際上除了每人每年的花費之外，更常用的總體經濟指標是醫療支出占GDP的比率，醫療支出用經常衛生支出（Current Health Expenditure, CHE）。請參照圖表1-7，除了台日韓的數據外，也列出經濟合作組織（OECD）三十八個成員國的平均值供做參考。

從圖表1-7可以看出，台灣跟韓國的差距有二．三個百分點的GDP，落後日本則有五個百分點，跟OECD平均值相比只有一半不到。以台灣二〇二〇年的GDP約二十兆台幣來計算，一個百分點就是兩千億台幣，要追上韓國一年要四千多億，要追上日本每年要一兆！對照先前有關醫師診察費、護理費的分析，我們可以清楚瞭解，健保的財務問題是高達幾千億的問題。

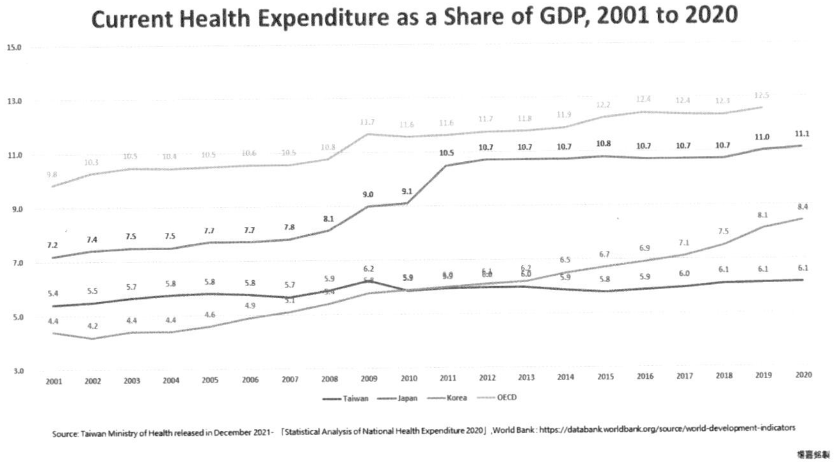

圖表 1-7：台日韓與 OECD 國家經常性醫療支出佔 GDP 之比例趨勢比較圖（資料來源：世界銀行，衛福部）

在這裡我還要特別提醒，因為我常常聽到已經退休的健保局同事說：「健保總額一年已經八千多億元，當年我們一年才三千多億！」言下之意，現在怎麼花了這麼多錢？這個看法，全民健保委員會（這是依法由付費者代表、包括雇主、勞工、消費者、醫療提供者、政府和學者專家所組成的全民健保最高監理機制）許多委員也常表示同樣的看法。八千億聽起來的確是「錢很多」，首先大部分人不知道複利率的威力，每年成長五%，二十年高達二・六五倍，二十八年，四・三二倍，所以如果一九九五年當年健保一年約三千億！二〇一五年就要八千億，二〇二三年會超過一兆元。除了跟自己比之外，還要跟國際做比較，或者跟其他行業例如電子業比較。

二〇一九年，陽明大學郭旭崧校長與交通大學張懋中校長訪台積電時，曾請教劉德音董事長對智慧醫療的看法？劉董事長反問一句：智慧醫療值多少錢？劉董問得很直接，但也點出一個殘酷的事實，全台整體醫療體系的「產出」以金額計算（尚未計入醫護人員的犧牲奉獻、捐贈者的愛心、與生命健康的價值）只有一兆多元。這個數字光台積電一家公司就比不上（根據統計，全台上市櫃公司營收共四十七兆，其中鴻海六．六兆、台積電二兆，還有廣達、和碩、仁寶均破兆），而台灣發展智慧醫療的目標如果是為了「節約醫療費用」而非「創造健康價值」，即便可以節省一〇％、也才一千多億元，這值得投資嗎？

反過來說，如果能把目標導向投資健康，那麼創造的價值就是無限的，格局與思維也就截然不同。郭校長當年把這個故事和資訊界的好友華碩創辦人之一的徐世昌分享，徐笑著回答：「健康的價值？生病了就知道！」大家應該都會同意，健康的價值不是金錢可以衡量的，而且有時是花再多錢也買不到的。當國家一再呼籲要「發展生醫產業」，卻不投資健康，全民健保辦了二十八年，每天都談錢不夠，大家難道不會替醫療從業人員叫屈？台積電幾萬員工可創造兩兆元的產值，台灣醫療從業人員號稱百萬大軍，只能創造出一兆五千億元的「價值」，金額是高是低不辯自明，其中的關鍵原因是什麼？每年高調地宣布不調高健保費，卻從來不反省人民健康水準要如何提升。這樣的政策矛盾令人匪夷所思。

小結：

1. 全民健保的目的是增進健康，以這個指標來看，我們遠遠落後鄰近的韓、日、星。
2. 我們的醫護人員都很努力，為什麼成績比別人差，簡單地說是投資不足，而且是長期投入不足。

3. 我國投資健康照護的金額，和同儕國家比較，一年至少差了四千億元以上。

註：用經常性支出占GDP的國際比較，有三個國家是例外，第一個是美國，其CHE／GDP高達一七％以上，而其平均壽命也沒有比台灣好，所以，許多人喜歡用這個例子來說明光增加醫療支出，不一定增加健康；另一個例子是盧森堡，這個國家只花不到六％，健康水準也不差，這個道理很簡單，他們的國民所得高達十三萬美元是我們的四倍以上，即便百分比只有四－五％，也有相當可觀的金額。最難理解的是新加坡，高價，高品質，醫護不血汗，只花了四％的GDP在醫療上，他們為什麼做得到？我們在第十章會以專章深入探討。

第二章　什麼？全民健保撐不下去了！

要探討全民健保的根本問題，當然離不開錢。從錢的角度來看，二十八年前所建立的全民健保制度，不具永續經營的基礎。健保財源不穩定，又要依賴低資產的受薪階級補貼高資產的退休族群，這樣的制度不可能籌措每年需要增加的幾千億，用來彌補過去二十年投資不足所造成的問題。所以，我們現行的全民健保可以永續？當然不可能！

要探討全民健保的根本問題，當然離不開錢。從錢的角度來看，二十八年前所建立的全民健保制度，不具永續經營的基礎，不過您先不必緊張，這個制度要倒，也沒那麼容易，接下來我們來分析為什麼：

首先，十九世紀德國所建立的社會保險制，係出自俾斯麥主義，在那個時代老就等於窮，而且人口持續正成長，年齡結構呈金字塔形（如圖表 2-1），所以用「年輕健康人」的錢來補貼退休後的老年人，是公平合理且可以永續的（Sustainable）。

不過，那個「美好時代」已成追憶，因為現在的人口結構已大幅改變（參考圖表 2-2、2-3、2-4），所以過去社會保險向老年人傾斜的制度要整個扭轉，改向年輕人傾斜。但這是極其困難的事情，眾所皆知各縣市都有補助老人健保費的「政策」，但這些選舉支票一旦開出就很難取

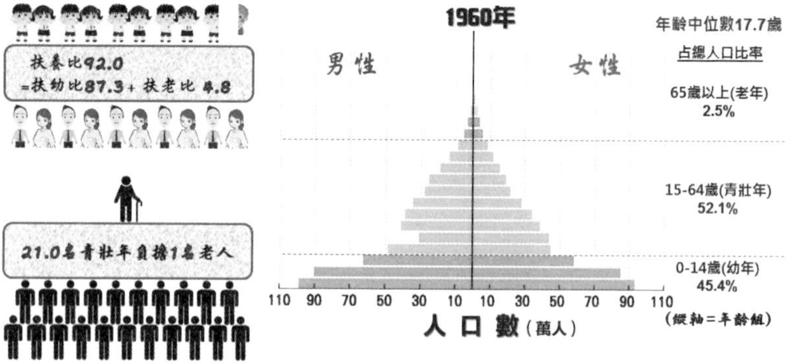

圖表 2-1：1960 年台灣人口結構概況

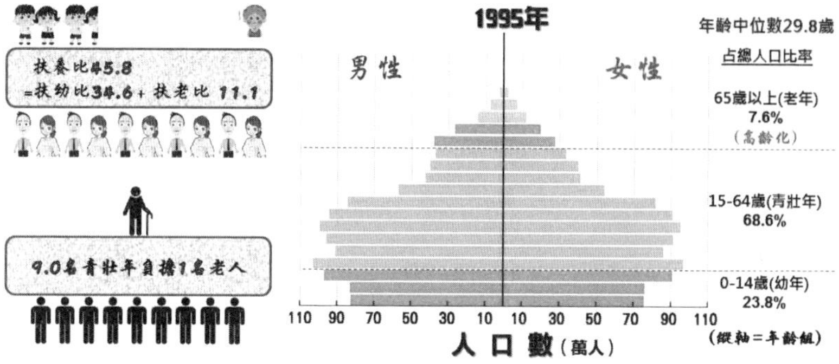

圖表 2-2：1995 年台灣人口結構概況

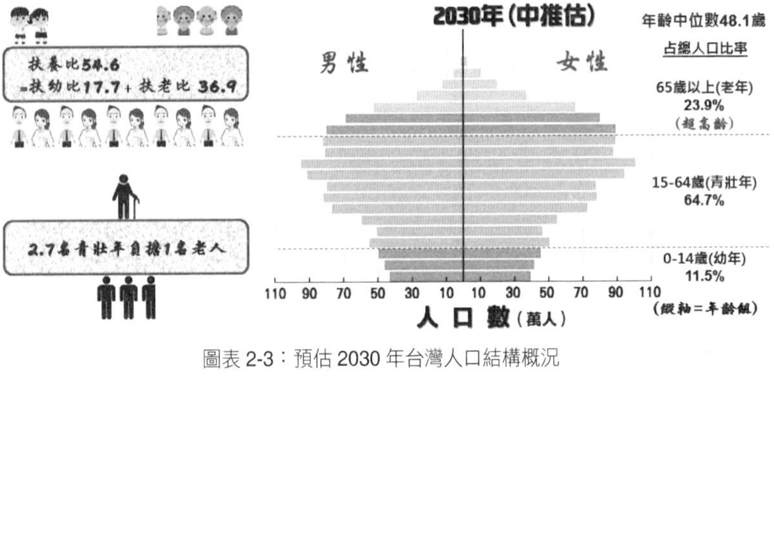

圖表 2-3：預估 2030 年台灣人口結構概況

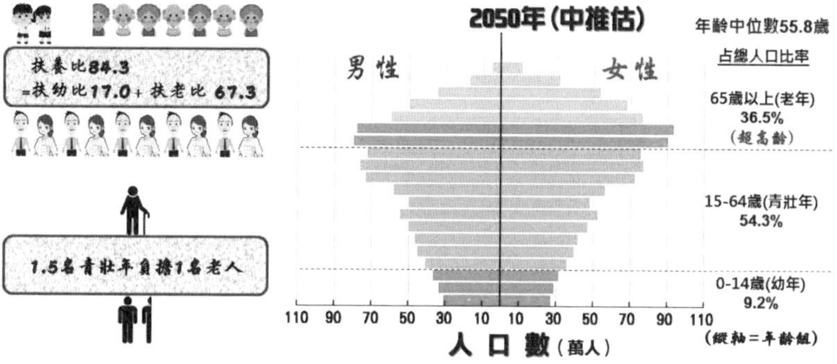

圖表 2-4：預估 2050 年台灣人口結構概況

消了，更別提要老人多繳健保費了。

其次，我們在前面章節已有說明，健保缺的錢是幾千億元，以現行的健保費基，費率調高一五%才有一千億元，要追上韓國GDP八%的水準，保費至少要漲五〇%以上！

這個結構性的問題在於，健保費的最主要來源是「薪資所得」，而薪資成長率在過去二十幾年來長期低於經濟成長率；但我們的醫療支出剛好相反，成長率高於經濟成長率，在收支失衡的情況下，健保的財務狀況相當不穩定，所以每幾年就必須要調漲費率，請參考圖表2-5。

以社會保險為主要精神的全民健保，是採用「量能計費」，而非依風險計價，所以必然產生年輕人補貼老年人的結果。以目前人口老化的速度，在二〇三〇年所有「戰後嬰兒潮」全部變成老年人之後，問題只會更嚴重。

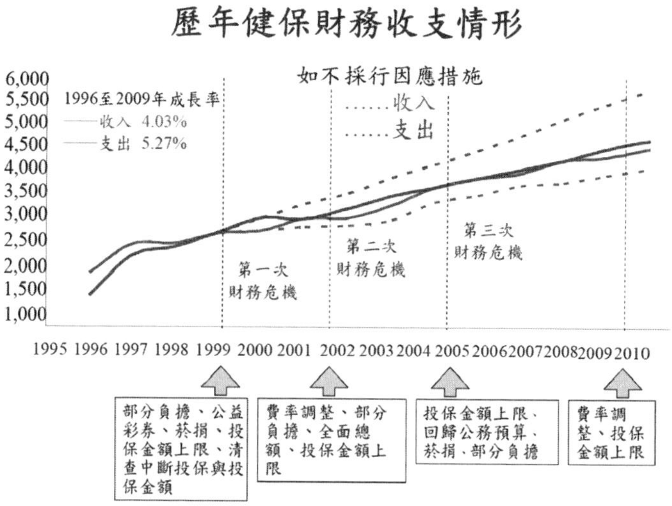

圖表 2-5 全民健保的現況與展望．中央健保署．民國 99 年 10 月 8 日

此外，戰後嬰兒潮這個世代，由於歷史的機遇，所擁有的資產（主要是房地產）多已大幅增值（這當然是指大都會區，不包括鄉間），靠著「年年提高健保費」來追求財務平衡基本上並不公平，因為是由低所得、低使用率的年輕人，在負擔高資產、高使用率的老年人。過去社會保險由年輕健康有收入的族群來支撐全民健保以的時代已經過去，必須要改弦易轍才能永續經營。

第三，全民健保又便宜，看病又方便，其實有兩大支柱：首先是醫師診療費低，護理人員平均年薪不到七十萬元（根據護理師公會的統計），又有全球少見的自由就醫，套一句名作家柏楊生前的一句名言：「有了全民健保之後，是歷史上第一次人民可以生病、敢生病、而且愛生什麼病就生什麼病！」這句充滿「柏老式幽默」的形容，一語道破全民健保受民眾歡迎的主因。我們應該可以同意，合理的醫師診察費，以每次看診十五至二十分鐘為標準，一千多元跑不掉，這大約是健保目前每次醫院門診費兩百多元的五倍以上，全國一年約三億多次的門診，每調高一百元，就是三百多億，調高一千元就是三千多億元，光這一項，健保費率就要漲五〇％以上才能支應，以我們的社會氣氛，漲個幾趴就好像天快塌下來了，很難想像有任何執政者能夠真正「還給醫師公道」，尋求健保制度的永續發展。

除了醫師診察費健保給付長期偏低，病房費用更不合理。全世界住院病房費都比星級旅館高，只有台灣是例外；病房費過低，護理人力自然不足，必然造成血汗，只能要求家屬或外勞全陪，未來進入超高齡社會後，下一代人口比這一代更少，不可能都仰賴家屬，解決病房照護人力不足的問題也是當務之急。

由此可見，醫療體系的血汗情況已相當嚴重，全民健保給付病房費、護理費、醫師診察費合計起來，一般病房（指每房三床以上）在醫學中心都不到兩千元，難怪台灣醫院本業靠藥價差，業外靠美食街、停車場。台灣最大的長庚醫療體系，就算有全國最厲害的管理中心，也無法光靠本業永續經營下去，而是靠王永慶先生當年捐贈的股票所收的股利，宗教團體如慈濟、各地天主教、基督教開設的醫院基本上都靠捐獻。

如果我們用國際標準來補足護理人力，以平均年薪百萬元（含加班及所有福利）計算，每增加一〇％的薪資，就要幾百億元。根據統計，我國護理人力比，只達到國際標準的一半，如果要解決血汗護理的問題，保守估計要增加五〇％以上的人力，這也是千億元級的問題。

顯而易見的是，健保財源不穩定，又要依賴低資產的受薪階級補貼高資產的退休族群，這樣的制度不可能籌措每年需要增加的幾千億，用來彌補過去二十年投資不足所造成的問題，非得靠其他創新的思維與作為，才有機會扭轉現況。

所以，我們現行的全民健保可以永續？當然不可能！這是政府絕對不敢告訴你的殘酷事實。

這些年來，在許多場合，我最常被問到的是「全民健保會不會倒」？我的答案是：「沒有一個政府敢讓全民健保倒，所以，健保只會逐漸衰敗，而這已經是現在進行式！」

小結：

1. 由於人口紅利的消失，倚賴健康的年輕人來支撐全民健保的黃金時期已成過去，這是現行健保的架構無法永續的原因，因為收入建立在由年輕人補貼老年人的基礎上。

2. 血汗醫護以及低價醫療是長期結構性的問題，需徹底改變，這個「投資」非幾千億的投入是辦不到的，這個「金額」令所有主政者卻步。

3. 沒有任何執政者敢讓健保倒，不幸的是，在現行健保體制下，台灣醫療體系的崩壞，已經是現代進行式！

註1：數據告訴你台灣護理人員有多血汗。（《天下雜誌》2023.7.22 https://www.cw.com.tw/article/5077550）

註2：六月初這本書初稿才剛完成，病人在急診室等床的問題越來越嚴重，衛福部一開始就在狀況外，直到醫界紛紛站出來「說實話」，問題的嚴重性才像「剝洋蔥」

般一層一層浮上檯面，最新的消息，許多護理人員，為國犧牲了三年青春之後，決定不玩了！（詳《公視新聞網》2023.6.21「護理人員半年逾一千七百人離職　全聯會直言：國安問題」https://news.pts.org.tw/article/642957）。

第三章　低價健保引發的醫療危機

台灣的全民健保價格過低，便宜又過度方便的制度，直接的結果就是「醫師看診量大」，醫生花在每位病人的看診時間只有三到五分鐘。低價衍生的另一個問題，是所有醫院的住院部門都是虧損經營，本業不賺錢的只好靠業外的美食街、停車場收入來彌補虧損。由於政府不敢輕易調漲保費，使得這個結構性問題持續惡化，如果沒有大刀闊斧的改革，絕對不可能徹底改變現況。

長期投入不足且財源不穩定是現行健保制度無法永續的最大問題，但是健保長期偏低的醫療支出背後隱藏更大的危機。圖表3-1簡單總結了目前健保制度在「運作面」的問題。

台灣的全民健保價格過低，直接的結果就是「醫師看診量大」，這個現象在各層級醫院以及一般診所都是如此，醫生花在每位病人的看診時間只有三到五分鐘，民眾似乎也習以為常了。

便宜又過度方便的制度，造成民眾在就醫時，頻繁看診、重複檢驗、過度拿藥的情況比比皆是，這是因為看病太便宜太方便，讓許多人不懂得珍惜醫療資源。所以只要每次討論健保問題，大部分人的反應是「太浪費」！

低價衍生的另一個問題，是所有醫院的住院部門都是虧損經營，必須靠門診以及各種檢驗檢查來補貼住院部門

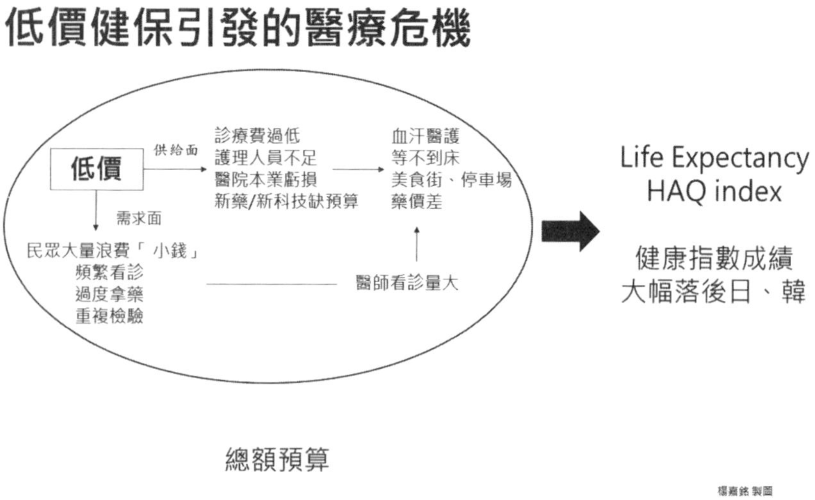

圖表 3-1：台灣健保制度運作面的問題

的成本。整體而言，大部分醫院本業必須靠藥價差來彌補虧損（詳見圖表3-2），本業不賺錢的只好靠業外的美食街、停車場收入來彌補虧損（詳見參考圖表3-3）。

根據前國立陽明大學衛生福利研究所黃文鴻教授的估算，台灣盈餘排行前二十大的醫院，其本業如果扣除藥價差，四分之三的醫院是虧本的。

這個數字相當驚人，究其根本原因就是健保住院給付過低，全世界只有台灣的病房費是低於旅館的（以醫學中心為例，每天病房費五百九十八元、護理費五百六十一元），導致護理人員低薪血汗；醫師的診察費也偏低（醫院二百八十六元、基層診所三百八十五元，但每日看診超過四十人次就開始打折，最低可以降到四十元），所以只好一診看幾十人、上百人，大醫院門診幾乎都是門庭若市。

醫院的財務困境很多人都不清楚，但由於政府不敢輕

2020年全台醫院盈餘排行前十大

醫院名稱	醫務盈餘金額	門住診合計	藥費金額	藥價差
1.林口長庚醫院	-5.18億	241.56億	90.34億	20.78億
2.高雄長庚醫院	4.19億	158.67億	59.34億	13.65億
3.中醫大附設醫院	20.47億	171.26億	64.05億	14.73億
4.臺大醫院	13.75億	227.05億	84.92億	19.53億
5.桃園長庚醫院	4.35億	89.60億	27.38億	6.90億
6.高醫大附設醫院	-4.50億	108.66億	40.63億	9.34億
7.臺北榮總	2.94億	208.69億	78.05億	17.95億
8.基隆長庚醫院	-2.85億	53.77億	16.56億	4.06億
9.彰化基督教醫院	6.37億	110.26億	41.23億	10.86億
10.臺中榮總	4.40億	127.03億	47.50億	10.92億
小計	10.77億	1,496.55億	550.00億	127.72億

醫院本業得靠藥價差賺錢

資料來源：中央健保署 2022/7/27 陳怡如、楊嘉銘製表

圖表 3-2：2020 年全台盈餘排名前十名醫院（資料來源：健保署）

2021年收支結餘前10大醫療院所

單位：新台幣億元

醫療院所	整體結餘	醫務結餘	非醫務結餘
林口長庚醫院	34.79	-2.48	37.27
高雄長庚醫院	32.63	7.18	25.45
中醫大附設醫院	23.53	18.77	4.76
成大附設醫院	17.37	2.49	14.87
義大醫院	13.89	4.12	10.83
台北榮民總醫院	13.85	2.47	11.38
高醫大附設中和紀念醫院	13.44	14.16	-0.71
台大附設醫院	11.07	2.97	8.09
彰化基督教醫院	10.98	7.48	4.94
桃園長庚醫院	10.45	2.79	7.67

醫院本業虧損，靠美食街、停車場、鼓勵和捐贈

資料來源:：健保署　陳怡如、楊嘉銘製表

圖表 3-3：2021 年收支盈餘前十名醫院（資料來源：健保署）

易調漲保費，使得這個結構性問題持續惡化，人力不足、病房不夠的現象始終存在，各大醫院急診室永遠有大排長龍等病房的現象。如果沒有大刀闊斧的改革，絕對不可能徹底改變現況。

小結：

1. 太便宜加上自由就醫，民眾習慣隨便就醫，浪費許多「小錢」，但同時耗掉太多醫療資源與人力。
2. 血汗醫護，需要幾千億元的投入才能徹底改變現狀。
3. 要讓醫院能正常經營，不靠藥價差、美食街就可以有合理利潤，也是幾千億元才有解。

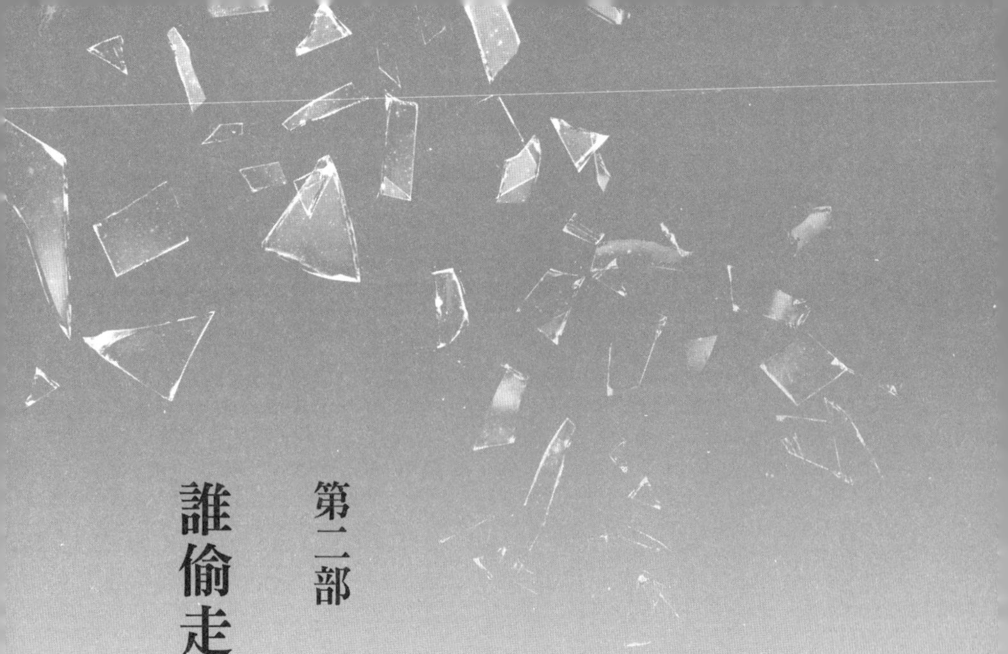

第二部

誰偷走我們的乳酪

第四章　全民健保被政府掐死了

台灣採取社會主義的計畫經濟醫療制度，所有的病床都由政府「分配」所致。除了數量管制，我們還有價格管制，任何醫療器材廠商要販賣產品，最重要的項目是價格審查，這是典型計畫經濟的思維。政府需要認真思考一個問題：「管制型」的醫療體系，真的符合全民利益嗎？我們是否應該鬆綁醫療法與全民健保法相關法規，讓醫療體系恢復活力。

我在醫界的朋友，很常在聚餐時接到長官或民意代表來「要病床」的電話，大家都習以為常，這個現象其實已經很多年了，解封後大家恢復正常生活、敢進出醫院，這個情況更為嚴重，突顯出台灣醫療量能不足的問題。

疫情期間時醫療資源不足的問題，感受最深的是新北市侯友宜市長，二〇二一年雙北疫情大爆發，北市自身難保，台灣人口最多的新北市，病人一度要轉到桃園。我在臉書上發了一則貼文，大家才赫然發現，原來新北市是醫療資源缺乏的地區（詳見圖表 4-1）。

這個事實確實讓許多人非常驚訝，更不解為什麼同樣是北部的重要城市，新北市與台北市的醫療資源竟是天差地遠？原因是台灣採取社會主義的計畫經濟醫療制度，所有的病床都由政府「分配」所致。

舉例來說，二〇二〇年輔仁大學在新莊籌設醫院，衛

新北市是"醫療資源貧乏地區"

縣市別	每萬人口醫師數	每萬人口病床數
臺北市	40.49	95.96
新北市	14.83	46.98
桃園市	18.90	67.34
臺中市	23.11	79.67
臺南市	20.54	70.58
高雄市	24.17	80.90

資料來源：衛生福利部，108年底　　楊嘉銘製表

圖表 4-1：六都醫療資源比較表（資料來源：衛生福利部）

福部以「醫療資源過剩」為由，僅核准了四百九十九床，只能算是中型醫院的規模，原因在於衛福部用一九八〇年代「生活圈」的觀念，認定泰山新莊旁邊就有「林口長庚」（屬桃園市），再不然「過個橋」就可以到台北看病，而「判定」新莊當地沒有太多新增病床的需求。

類似這樣「計畫經濟的思維」，長久以來主導台灣醫療資源的分配，也產生許多畸形的決策。更有趣的是，申請新醫院時，各地衛生局均透過「醫事審議委員會」審理，但裡頭許多委員都是當地醫院代表，幾十年來，完全不認為有「利益迴避」的需要。這個情況就跟政府要核發便利商店執照，卻請 7-11、全家超商等競爭對手來當委員一樣荒謬！

政府的不當管制，另一個例子就是「巴氏量表」這個假健康議題之名，故意創造「失能」門檻，逼得許多想聘外勞看護的家庭，天天在醫院診間上演「如何證明我失能失智的戲碼」，當病人不配合，而醫師依其專業無法打不及格，病人家屬立刻陷入困境，最近一位家屬打醫生的新聞，突顯這種管制政策的荒謬，但主管機關還是堅持己見，完全忘了民主國家，政府是為人民服務，而不是來「管人民」的！

政府權力過大，又衍生一些怪現象，根據醫界龍頭台大醫院吳明賢院長的臉書（二〇二三年六月十七日），在醫院體系稱為「醫院評鑑」，這個原本立意良善的制度已經走火入魔！常常本末倒置，為評鑑而評鑑，搞得全國醫院上下人仰馬翻，而當媒體爆料說急診擠滿等床病人，「衛福部」長官立刻打電話關切，然後各大醫院院長立刻「異口同聲」：「本院急診運作正常！」

除了數量管制，我們還有價格管制。任何醫療器材廠商要販賣產品，除了向食品藥物管理署申請許可證之外，還要跑遍全國二十幾個縣市，逐一申請核准。審查最重要的項目是價格，這是典型計畫經濟的思維。這個做法雖根據《醫療法》，但是全民健保開辦後，地方政府基本上是不管的，他們一般會尊重中央的職權，偶爾才有例外的個案，所以可能三個月、半年才會開一次會，行政效率相當低落。

二〇一〇年「二代健保」修法通過，除了有名的「補充保費」（股利、稿費扣二%）之外，還藏了一個重要條文。簡單來說，二〇一〇年之前，健保不管自費市場，各地衛生局只要看到健保署「本品全民健保不給付」的公文，廠商就可以「自由定價並合法販售」。二〇二〇年，健保署以依法行政為由，拒絕再核發上述公文，引發「自費醫材之亂」，逼得所有醫材廠商在二十幾個縣市的衛生局疲於奔命。

根據某知名醫療器材公司的經驗，產品要行銷全國，花兩年取得各縣市認證已經算是快的。這樣的作法似乎把「新醫療科技」視為毒蛇猛獸，採取高度嚴格的管制行為，寧願讓「醫療資源不足」，也不允許「醫療資源過剩」，這是百分之百的左派思維。

所以，政府需要認真思考一個問題：「管制型」的醫療體系，真的符合全民利益嗎？

我們是否應該鬆綁醫療法與全民健保法相關法規，讓醫療體系恢復活力？

小結：

1. 台灣長期以來用「計畫經濟」的思維在決定醫療資源的分配，忽視民眾天天在急診等床的痛苦。
2. 新冠疫情暴露新北市倚賴台北市與桃園市調度病房的窘境。
3. 不只病床，台灣的醫療法要求所有新醫療科技必須「跑遍二十幾個縣市」取得認證，才能販售。

註：自費醫材上限引爭議 衛福部：暫緩實施（《公視新聞網》2020.6.14 https://news.pts.org.tw/article/482974）

第五章　都是別人看病太浪費

台灣的醫療浪費問題根源在於看病太方便太便宜！剛好跟全世界所有其他國家相反，到了其他國家，向來只有聽說「看病難，看病貴」，沒想到台灣問題的元凶，居然就是別的國家努力了幾十年而達不到的目標！看病太方便、太便宜，所以太浪費，這是全民健保滿意度高達九成以上的最重要原因，也是政府不敢改革的最大障礙。

根據二〇二〇年的一份民意調查，「八成民眾認為自己或家人沒有浪費醫療資源，但近七成認為別人有浪費。」這個調查與二十年前的首次調查結果相近，顯示出民眾普遍認為「浪費醫療資源的問題都在別人身上」，正因有這樣的看法，每當政府／健保署要調高費率，社會上就會出現非常多的反對聲音。

我們再來看下面兩則新聞（二〇二〇年六月四日，《自由時報》），第一則「全台灣有三萬五千人看病超過九十次，花了三十二億」，首先先看數字，幾十億看起來是很多錢，平均一個人一年花了十萬左右，這個數字，對真正重病，例如癌症，一點都不多，但是以九十次就醫計算，每次約一千元，這是典型的小病。第二則新聞更有趣，「重複檢驗年耗一四．四六億，七旬翁七天狂做一百七十四件」，每年有一千多萬人「重複檢驗」但只花了十幾億，表示一件平均一百多元，又是低價多量的「浪費」。

仔細讀這個新聞，如果我們要求健保署努力來調查這些浪費，到底可以省下多少金額？帳面上，一億多，實際上呢？健保署從來不敢公開說，其實這些「浪費」在總額預算的制度下，都被醫療院所吸收了；這個事實，最近防疫專家李秉穎醫師在臉書說了實話。簡單地說，這些媒體說的浪費，我們（出錢的人）並沒有多花一毛錢；其他像藥品的浪費也是一樣，媒體報導說國人每年丟棄五億顆藥物，重達一百多噸，但是新聞上沒說的是，許多藥品便宜到只有幾毛錢，有許多時候，例如感冒開三天藥，您吃了一兩天就痊癒了，如果改成讓醫生一次只開一天份的藥，有沒有更節省？您想想光往返醫療院所的交通與時間成本，當然遠高於幾十元的藥費，並沒有比較省。更進一步來說，如果看一次感冒像新加坡或北京，動輒幾千元台幣，所有人都直接到藥局買感冒藥，自然更沒有浪費的問題！所以台灣的醫療浪費問題根源在於看病太方便太便宜！剛好跟全世界所有其他國家相反，到了其他國家，向來只有聽說「看病難，看病貴」，沒想到台灣問題的元凶，居然就是別的國家努力了幾十年而達不到的目標！難怪滿意度超高，而問題難以解決。看病太方便、太便宜，所以太浪費，這是全民健保滿意度高達九成以上的最重要原因，也是政府不敢改革的最大障礙，因為要處理「小錢的浪費」，只有兩招，第一、讓看病變貴，例如醫師看一次病要一兩千元，當然就只有少數人會動不動感冒就去看醫生；第二、讓看病變不方便，強迫實施轉診制度，不可能一年看病超過九十次。我相信，您應該可以理解，為什麼二十幾年來沒有一個執政黨敢進行這種改革！

以管理的角度而言，這些都是不折不扣的「小錢」，對「小錢」投入這麼大的力氣，是標準的事倍功半！

在媒體推波助瀾之下，大家對於「醫療浪費」的長期刻板印象深植民心，所以，台灣的醫界普遍非常支持以「使用者付費」的制度來抑制浪費，這個代表性人物就是蔡政府在位長達六年九個月的中央健保署李伯璋署長，他最有名的一句話就是「一生懸命」推動新制部分負擔制。

李伯璋醫師花了五年的時間，跑遍全國到處演講，積極推動新制部分負擔，目的就是想透過「使用者付費」來節制醫療浪費。使用者付費的觀念在台灣醫藥界與企業界獲得廣泛支持，但向來受到公共衛生界、消費者團體與社會福利界的反對，所以推動起來的困難度極高。

李伯璋醫師原本是腎臟移植手術的名醫，二〇一六年進入政府部門從事公職之後，積極進行政策溝通，終於在二〇二一年獲得突破，推出「新制部分負擔」。但是，二

李伯璋：健保擬加收檢查部分負擔 年度上限3500元

2020-07-23

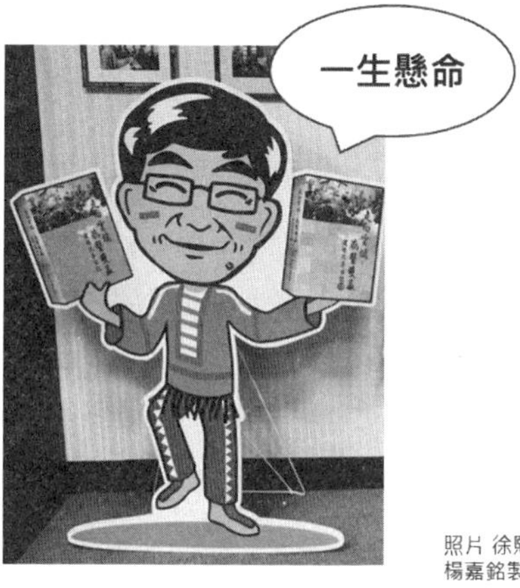

照片 徐熙台提供
楊嘉銘製圖

圖表 5-1：李伯璋署長積極推動健保部分負擔制

〇二一年剛好新冠疫情大爆發，被迫暫緩實施。一直到二〇二三年新內閣上台之後，把他的構想減半，圖表5-2是二〇二三年七月一日起實施的部分負擔新制。仔細分析，看一次病拿藥最多只漲了一百元，如果輕症到大醫院急診，漲三百至五百元。那麼，到底這個新制預計可以省下多少錢？

根據中央健保署的新聞稿，如果依李伯璋署長原來的規畫（含檢驗檢查的部分負擔一〇％至二〇％），預估可增加一百零七億元的健保收入，減少健保點數支出三百七十八億點（請參照 https://www.healthnews.com.tw/article/53122）。這兩個數字很值得玩味，第一個一百零七億元，是實實在在的，原來由健保付，現在改成由病人付，所以全民健保省下這麼多錢；第二個三百七十八億點則是「想像的」，意思是說「如果新制部分負擔可以讓

健保部分負擔新制

基層診所慢箋全面免收部分負擔

門診藥品 收藥費20% 慢箋首次收費 (除診所外)	急診 提供輕症負擔 減輕重症費用
基層診所	**基層診所**
上限200元 100元以下免收	維持150元
地區醫院	**地區醫院**
上限200元 100元以下免收	維持150元
區域醫院	**區域醫院**
上限300元	輕症 300 -> 600元 重症 300 -> 200元
醫學中心	**醫學中心**
上限300元	輕症 550 -> 800元 重症 450 -> 300元

急診檢傷分5級，重症(1~2級)、輕症(4~5級)、緊急(3級)
資料來源：衛生福利部、健保署　　楊嘉銘製表

圖表 5-2：健保部分負擔新制

全國民眾一年平均減少一次門診，並以每次門診「平均一千六百多元」計算，就「可以」省下這麼多錢！但這個估算涉及到經濟學上所說的「需求的價格彈性」，其實健保署並不知道，那些是剛性需求（價格彈性低），那些是價格彈性高，民眾會看自己的荷包來決定。用常識判斷，會跑去大醫院急診看小病的人，通常是「時間」比金錢重要，因此願意多花幾百元，把急診當快速通道使用，不太會因為要多花一些費用而減少需求。不過就算這個假設會成立，的確一年全國民眾真的減少了一次門診，會不會省三百多億？這點健保署是「睜眼說瞎話」，因為全民健保實施的是總額預算制，民眾一年平均看診多一次或少一次，增加或減少三百多億，都是帳面上的，因為最後是用浮動點值來計算（詳見圖表5-3）。所以真如健保署估計的「省下」三百多億，在總額預算制度之下，只改變了醫

全民健保醫院總額點值概況

年度	99	100	101	102	103	104	105	106	107	108	109	110
全區一般服務浮動點值	0.9079	0.8746	0.8844	0.8870	0.8802	0.8959	0.8840	0.8816	0.8699	0.8823	0.9028	0.9078

備註：浮動點值=[當季預算-(藥費及議定點值核算之金額)]/浮動之服務項目核定總點數

陳怡如、楊嘉銘 製表

圖表 5-3：全民健保醫院總額點值概況（資料來源：衛生福利部全民健康保險會）

療院所被打折的折扣數，以民國一百一十年為例，點值〇．九〇七八，大約打九折，醫院每提供一萬元的服務，健保署只給付九千零七十八元；如果新制部分負擔制，真的平均減少了一次門診，我們根據八千億元的健保總額多了三百多億元，只會讓「點值」由打九折變成九四折左右，雖說是對醫界整體而言「不無小補」，但是對健保財務問題，一點影響也沒有。您很驚訝，對吧？這也是政府多年來沒告訴我們的，所有的浪費，全部由醫療服務提供者吸收！

新制部分負擔制不僅無法解決健保財務的問題，對「醫療浪費」恐怕也只有邊際性（Marginal）效果，此外，還有一個更嚴重的問題，是違反了全民健保的初衷——「不希望人民因病而貧，或因貧而看不起病」。早在四十年前美國智庫蘭德公司就用隨機分配的方法進行了一個社會科學研究，稱為「健康保險試驗」（Health Insurance Experiment）當時其投入研究經費約八千多萬美元，相當於現在的三十幾億美元。結果證明「部分負擔」的確會減少醫療需求，而且負擔比例越高就越有效。不過這個工具無法區分減少的醫療是「必要的」還是「非必要的」，對於越低收入的族群影響越大，減少了必要的醫療會對健康產生不利的影響，以處方藥為例，太高的部分負擔會讓病人不去領藥導致許多慢性病（例如高血壓、糖尿病），因為不按醫囑服藥，所以病情（血糖、血脂、血壓）控制不好。

這個劃時代的研究，深深影響了一九八〇年代以後全世界對部分負擔制度的看法，在社會保險為主軸的國家，部分負擔制都是重要的「輔助工具」，但因為這個工具太鈍，會對弱勢族群造成傷害，所以也必須同時對每次／每年部分負擔訂定上限。

寫到這裡，希望大家可以明白為什麼用齊頭式的部分負擔，只能達成部分抑制浪費的效果，這個「輔助性」的功能財務貢獻很有限，要想用這個工具來解決健保的財務問題，基本上是一條死胡同。

二十一年前李明亮教授擔任衛生署署長時，也曾基於類似理念推出全民健保第一版的藥品部分負擔制，對藥品收取一〇%的部分負擔，上限為兩百元，同時調漲費率，結果五萬人走上街頭抗議。二十年後台灣社會似乎沒什麼改變，相關部門提出政策後，執政團隊就擔心民怨炸裂，經過討價還價、折衝協調後，最後只敢漲幾百元，財務效果只有幾十億，這就是健保改革長期以來面臨的困境。

小結：

「別人用健保很浪費」是社會普遍存在的氣氛，想用「使用者付費」的齊頭式部分負擔制來解決健保財務問題，只是杯水車薪，新制部分負擔就是一個活生生的例子。

註：台大醫院的吳明賢院長是醫界重要的意見領袖，二〇二三年六月初他在臉書上貼了這則重要文章「新制部分負擔將上路，有醫療不平等的隱憂」，請大家參考。

第六章　只想省錢，卻要了命

在可避免的死亡中，哪些可以預防（Preventable）？哪些可以治療（Amenable）？這個由歐洲發展出來的指標，讓死亡的觀念變得更清楚、更細膩。有了這個指標，就可以進一步推論，如果一個國家的「死於可以治療的疾病」的死亡過多，表示其醫療體系的可近性（Accessibility）或者品質（Quality）出了問題，或兩者都出問題。因此簡稱健康可近性與品質指標（Healthcare Access & Quality Index, HAQ）。

一九八〇年代，全世界先進國家都面臨一個問題——醫療費用不斷上漲，且其幅度持續高於經濟成長，加上人口逐漸老化，早期人口金字塔的紅利逐漸喪失，大家都開始擔心「全民健保」的永續問題，其中如何控制醫療費用（Cost containment）蔚為顯學。

我國在規畫全民健保時，正值這個時期，那個世代衛生界的學者專家，也深受這個思維的影響，因此創造了「總額預算」這個怪胎；這個當年被李明亮教授（時任衛生署署長）視為中短期措施、不宜長期施行的制度，卻自二〇〇二年施行迄今逾二十年，套一句韓國學者的話：「很羨慕台灣怎麼有辦法做到？」我在第一章曾說，我們對健康的投資不足，所以追不上韓國，許多學者一定會站出來說「我們才是對的」，因為台灣醫療的「性價比」是全球第一，但這點真得值得驕傲嗎？

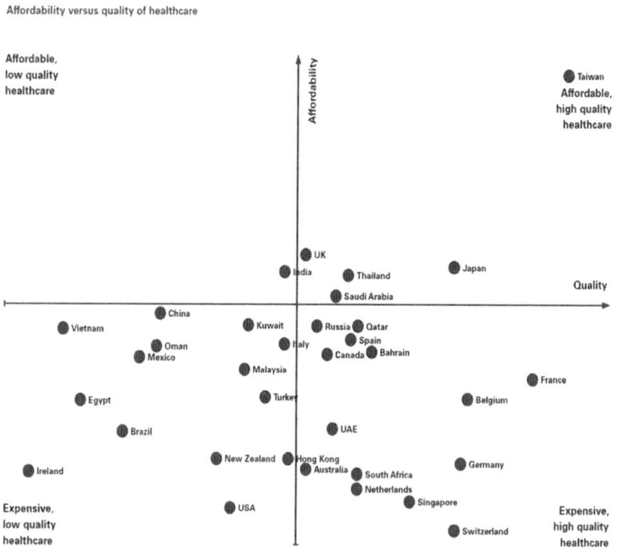

圖表 6-1：各國醫療系統的可負擔性與品質比較表（資料來源：匯豐銀行 2014 年）

很多人可能對這個圖有印象，因為過去幾年來這是政府對外說明台灣全民健保的成就時最愛用的一張圖，突顯台灣的性價比遙遙領先全世界！眾所皆知，我們的醫療費用超低，但醫療品質又是如何呢？就如同滙豐銀行這份調查一樣，最常用的是民眾的滿意度，台灣因為看病便宜又方便，所以過去常得分很高。但是真正的醫療品質如何？例如同一種疾病在不同醫院是否治療結果不同？更進一步問，會不會診斷錯誤、治療延誤、醫術不佳、病沒治好反而產生併發症與後遺症，甚至不幸死亡？

這樣的疑問在過去並沒有答案，因為我們無法知道任何一個社會或國家的健康生產函數（Production Function for Health，如圖 6-2），如果有這個資訊，我們可以知道目前的健康水平在 M1，投資多少資源就能達到 M2，增加多少健康分數；如果我們的健康水準已經到了 M3，那

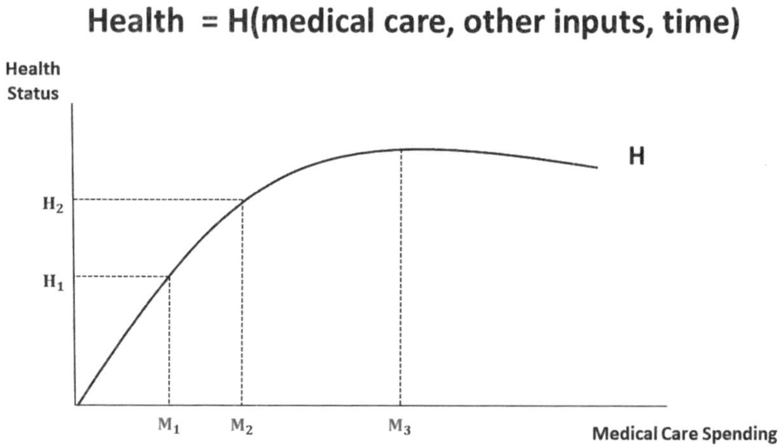

楊嘉銘 製圖

圖表 6-2：健康的生產函數

麼再花錢的回報反倒越來越低，甚至可能因過度醫療或醫療過誤（Iatrogenic disease）而有害健康，那就不用再繼續花錢下去。

這個問題至今依然無解，根本原因在於是醫界尚未找出量測健康的具體方法。從有紀錄以來，衛生界都是用「反指標」來反推健康水準，以「平均壽命」為例，其正確名稱是「平均預期壽命」，簡稱「平均餘命」（Life Expectancy），望文生義這是期望值的概念；我們俗稱的平均壽命，指的是出生時的平均預期壽命（Life expectancy at birth），這個期望值就是用年齡別死亡率計算出來的。

我們用這個例子來解釋，公共衛生最常用的直接或間接指標都是死亡率；因為死亡是確定事件，在大部分的國家，人的死亡一定要經法定程序來確認，死亡資料比較可靠且容易蒐集，因此最常用來在國際間做比較。

除了平均餘命之外，嬰兒死亡率、週產期死亡率、孕產婦死亡率，也都是重要的衛生指標。但是衛生界很早就發現，一個國家從未開發到開發中的過程中，早期投資在公共衛生（如預防注射、乾淨飲水、足夠營養等）的效果比投資在醫療好，這就是衛生界常說的「預防重於治療」。

到了一九九〇年代，衛生界開始從另一個視角來看待「死亡」，把疾病當成「壓在社會身上」的負擔，這個新領域稱為「全球疾病負擔」（Global Burden of Diseases, GBD），因此比較進步的社會，就應該思考如何減少負擔。從GBD出發，開始形成一種觀念——「死亡」這個事件，可以進一步加以區分與探討（詳見圖表6-3）。

首先，人死了應該先問是否「壽終正寢」？八、九十歲甚至上百歲的人瑞，在睡夢中走了，當然屬於善終，不能避免也不必做什麼，就是所謂的壽終正寢（Mature mortality）；但如果正值壯年卻心臟病突發，

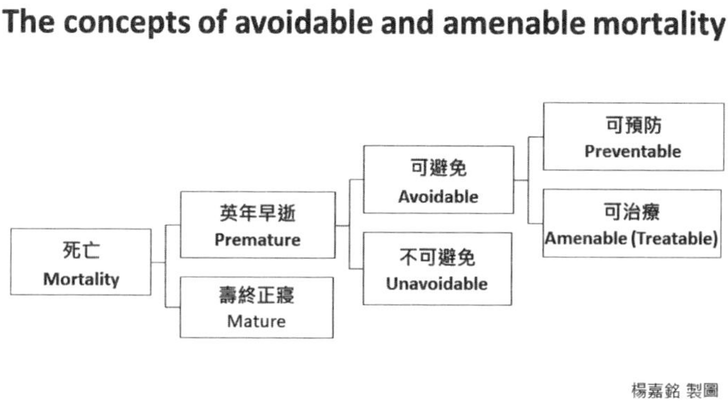

圖表 6-3：可避免死亡與可治療死亡的概念

年輕人得到肺癌、乳癌，那就屬於英年早逝（Premature mortality）。接下來我們還要問，英年早逝是不是可以避免（Avoidable）？在可避免的死亡中，哪些可以預防（Preventable）？那些可以治療（Amenable）？這個由歐洲發展出來的指標，讓死亡的觀念變得更清楚、更細膩，所謂Amenable Mortality，是指現今醫療科技可治療的疾病，如果因此而死亡，就是屬於早夭。

有了這個指標，就可以進一步推論，如果一個國家的「死於可以治療的疾病」的死亡過多，表示其醫療體系的可近性（Accessibility）或者品質（Quality）出了問題，或兩者都出問題。因此簡稱健康可近性與品質指標（Healthcare Access & Quality Index, HAQ）。有了這個基礎，全世界的學術界就能進行國際比較，並於二〇一五年開始在知名的醫學雜誌《刺絡針》（*Lancet*）上陸續發表。

有了醫療可近性與品質指標（HAQ index）之後，衛生界才真正可以比較醫療體系的「成效」。當然，這種比較都是以結果論英雄，同樣的病，別的國家的病人活得比較久，死亡數比較少，成績就比你好。HAQ index 至今一共發表了三個年分——二〇一五、二〇一六、二〇一九，當亞洲的日韓星台同台較量時，我們都敬陪末座，這是不爭的事實（請詳第一章）。

小結：

以最新的 HAQ index 來衡量一個醫療體系的水平，我國在台韓星日的亞洲賽道上落居倒數第一，而且看不到別人的車尾燈。從這個客觀數據來看，台灣對醫療健康的投資不足，已經毫無疑義！

第七章　生技產業的困境，也是病人的困境

以更長遠的眼光而言，新藥／新醫療科技的演進與發展，可以讓原來屬於「不可避免的死亡」，轉為「可預防或可治療」的疾病，或長期服藥的慢性病。近幾十年來最有名的就是癌症治療的突破，讓八〇年代以前的絕症，到今天變成可控制的「慢性病」。當然，這些醫學上的突破，也衍生醫療費用上漲的問題，以及健保的財務壓力。

二〇二三年三月，由台大醫院出來創業的葉肇元醫師，在臉書上發出不平之鳴，因為他苦心開發全球第一的「骨髓細胞」人工智慧辨識系統，進不了健保給付；同樣的困境也發生在二〇二二年另一家新創公司「智抗醣」、是台灣第一個採用「數位療法」（Digital therapeutics）來協助糖尿病人監控血糖的公司，其他有無數的新藥／醫材／診斷試劑公司，也都有同樣的問題。根本原因在於全民健保有總額預算的框架，能撥給新醫療科技的預算極其有限。

二〇二三年四月，美僑商會召開了一次非常特別的研討會——癌症高峰論壇，中研院團隊報告了自從和美國合作「癌症登月計畫」之後，對肺癌有了突破性的發現：台灣九成以上女性得肺癌者，都不抽菸，與西方社會有很大差異。

台灣癌症病人的兩大困境

病人等待健保給付時間長	健保給付範圍限縮
787天	**30%**
癌症新藥平均審查天數	癌症新藥適應症範圍獲得健保給付比例

楊嘉銘製表

圖表 7-1：台灣癌症病人的兩大困境（資料來源：台灣癌症基金會）

在楊泮池院士的倡議下，去年國民健康署針對高危險群的國人提供低劑量電腦斷層掃瞄（LDCT）篩檢，初步從三萬人篩出三百多人，都是早期可治癒的肺癌，成果豐碩。但是同台的台大癌醫楊志新院長亦提出警訊，雖然在早期篩檢有不錯的成績，但是第一線醫師總是會診斷到晚期癌症的病人，需要最新藥品治療，然而全民健保的癌症新藥給付，遠遠追不上國際水準，未來全球新藥的臨床試驗，在台灣將找不到病人。楊醫師提出的警訊，立刻受到生技界的關注。

二〇二二年召開的行政院生技產業策略會議（簡稱BTC），其實已有明確建議，由行政院拿出一年基金來建立「健保沙盒」。這個觀念很簡單，在全民健保尚未找到財源可以大幅增加新醫療科技的預算之前，由政府拿出預算先建立「健保沙盒」機制，一方面避免對健保財務產生直接衝擊，另方面也可大幅縮短新藥／新醫療科技納入健保、嘉惠病人的時間。

或許有人會覺得，「生技產業」跟一般老百姓關係不大。如果家裡有人得了癌症或罕見疾病，就比較容易了解目前的醫學還存在許多「無法解決的醫療問題」，都要靠醫藥產業一步一步加以解決。任何一個小小的發明，都是醫學進步的動力，生醫產業不僅與民眾息息相關，有某些病人而言，更是「生死攸關」。

二〇〇五年，我剛離開公職，回母校哈佛大學訪問，期間和內人（她是腸胃科專家）去聞名全球的麻州總醫院拜訪，他們只看全球其他地方治療不好的病人，這裡面又以癌症為大宗。他們的醫術比較好？我們無法比較；但是，在這個全球首屈一指的醫學中心，光是腸胃科，同時有一百種新藥／新療法的臨床試驗在進行，所以病人來這裡尋找的就是「最後一線的希望」：尚在試驗中的新藥（Investigational New Drug）。

為了這點，美國政府還開了一個方便門，稱為恩慈療法，在川普總統的任內，又大幅開放為「病人有權試（新藥）」（Right to Try）。最近，立法院為了再生醫療雙法吵翻天，焦點都在療效，而且很多學者都希望政府管嚴一點，有興趣的人可以用最近很夯的ChatGPT，問一下人工智慧大神，您會發現這個「川普新政」最主要的精神就是「不要政府管」，我用的是什麼研發中新藥，是我跟我的主治醫師的事！台美民情真的差很多。

以更長遠的眼光而言，新藥／新醫療科技的演進與發展，可以讓原來屬於「不可避免的死亡」，轉為「可預防或可治療」的疾病，或長期服藥的慢性病。近幾十年來最有名的就是癌症治療的突破，讓八〇年代以前的絕症，到今天變成可控制的「慢性病」。當然，這些醫學上的突破，也衍生醫療費用上漲的問題，以及健保的財務壓力。以最新肺癌精準標靶療法泰格莎（Tagrisso）為例，一個月藥費十二萬，以前無藥醫的病人因為這個新藥可以多活幾年，幾年累積下來，健保光這個藥就需要百億，全民健保沒錢，只好改變給付規定，只限於已經轉移到腦部的末期病人，這個藥，對岸醫保用龐大的病人數跟藥廠議價，可以比台灣便宜一半，嘉惠所有病人，加上大陸近十年來生技產業崛起，未來這類新藥藥價會更便宜，所以發展生技產業，跟病人權益息息相關。

百億元的健保沙盒

百億元的健保沙盒，是去年 BTC 的建議，當時並未給出明確的金額。如果同時考量癌症病人／罕見疾病與台灣的生技產業的健全發展，合理估計初期至少應編列數百億元預算，其中一半金額提供癌症／罕病，各依其相關法令，編列為基金預算，另一半預算則進入健保沙盒，其實施方式與精神，在於讓新醫療科技可以「及時」進入健保體系。

許多新科技臨床試驗的結果，雖經藥物監理機關的審核，但通常缺乏「成本效益」的資料，而在未納入健保之前，很難由自費市場累積足夠的「真實世界證據」（Real-world Evidence）。這個想法來自英國的癌症藥物基金（Cancer Drug Fund），用一個基金把「有效但不確定成本效益」的藥品暫時納入給付，等到蒐集到足夠的臨床實用數據，主管機關就更容易決定是否納入健保體系。

這個構想用在台灣還有另一個好處，因為大部分的全民健保會委員（是依全民健保法成立的最高指導單位），不論付費者代表、消費者代表和醫界代表，都認為有關推動產業的部分應由政府另編預算，而非用民眾繳的健保費；現階段全民健保的經費不足以照顧癌症／罕病病患，由政府先拿出一筆基金也是合情合理的作法。

小結：

全民健保全面緊縮之下，另一個受害者是生技產業，本章說明了新藥與新醫療科技對病人的重要，以及如何參考英國的「癌症藥物基金」模式，用去年ＢＴＣ所建議的「健保沙盒」來解決。

註：「健保給付新藥速度遲緩　眾多癌友沒了臨床試驗救命機會」（《聯合報》2023.2.26 https://udn.com/news/story/6656/6997190）

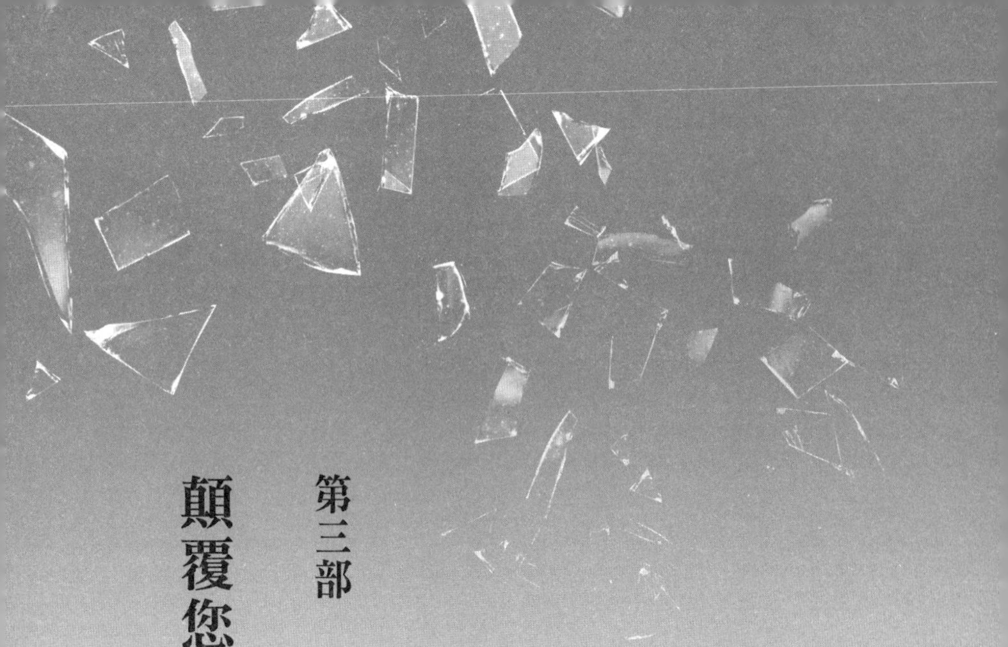

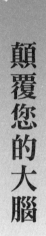

第三部

顛覆您的大腦

第八章　吸菸可以救健保？你沒搞錯

全民健保委員會最常被問到的一個問題：這個新藥使用之後，可以節省多少醫療費用？這樣的問題，已經到了另一個層次——我們不只是投資健康，還希望可以回收投資成本。預防重於治療是理想，但現實上是治療的需求遠大於預防，花錢買到的是健康，不是為了省錢，這是進步社會的思維，也是所有先進國家都清楚的道理。

投資不足，固然是最重要的問題，但是衛生專家常說，增加錢不能完全解決問題，錢用在刀口上才是關鍵。這個思維當然百分之百的正確，但是有一個盲點，那就是「上醫治未病之病」。

據說中國古代四大名醫之一的扁鵲曾講過：「長兄善治未病之病、中兄善治欲病之病，而我僅善治已病之病，於病情嚴重之時，一般人都看到我下針放血、用藥教藥，都以為我醫術高明，因此名氣響遍全國。」

如果千古名醫都這麼說，我們可以推論全世界九九％的醫生都是下醫，那上醫都到哪裡去了？

預防重於治療，是個理想，也是我們應該努力的目標，不過，公共衛生是非常務實的科學，預防醫學是一門很深的學問，有三段五級之分，請參考圖表 8-1。

從圖表 8-1 可以瞭解，理想上我們希望規律生活、規

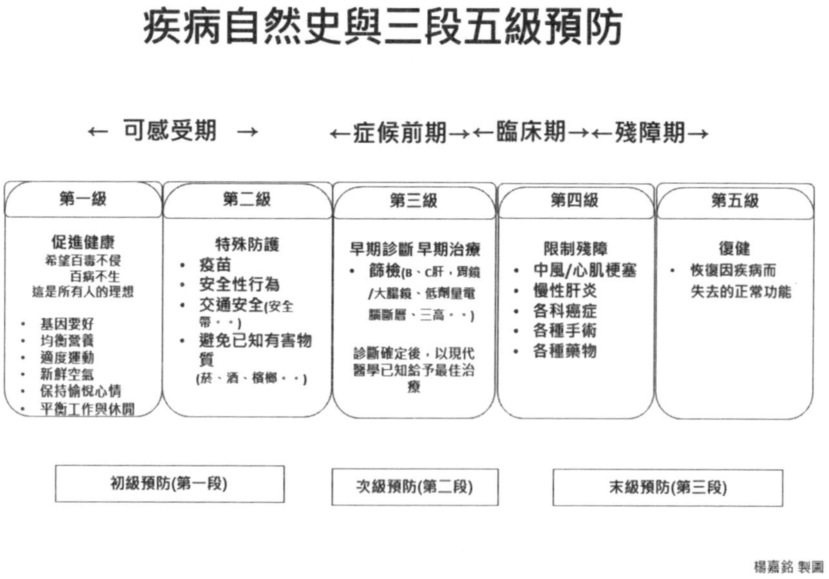
疾病自然史與三段五級預防
← 可感受期 →
←症候前期→←臨床期→←殘障期→
第一級
促進健康
希望百毒不侵
百病不生
這是所有人的理想
• 基因要好
• 均衡營養
• 適度運動
• 新鮮空氣
• 保持愉悅心情
• 平衡工作與休閒
第二級
特殊防護
• 疫苗
• 安全性行為
• 交通安全(安全帶・・)
• 避免已知有害物質
(菸、酒、檳榔・・)
第三級
早期診斷 早期治療
• 篩檢(B、C肝，胃鏡/大腸鏡、低劑量電腦斷層、三高・・)
診斷確定後，以現代醫學已知給予最佳治療
第四級
限制殘障
• 中風/心肌梗塞
• 慢性肝炎
• 各科癌症
• 各種手術
• 各種藥物
第五級
復健
• 恢復因疾病而失去的正常功能
初級預防(第一段)
次級預防(第二段)
末級預防(第三段)
楊嘉銘 製圖

圖表 8-1：疾病自然史與三段五級預防

律運動、均衡飲食、環境沒有汙染、乾淨的飲水、潔淨的空氣，從出生到死亡可以無病無痛，活到百歲自然死亡。但這只是一個理想境界，所謂「人吃五穀雜糧，那有不生病的？」而且除了極少數的幸運者之外，通常年歲越長病痛越多。

所以，公共衛生學教導我們，如果你無法「治未病病」，那就「治欲病病」，無法「治欲病病」，只好「治已病病」。有些病發作之後（如中風），救不回完全健康的狀態，那就只能復健了。今天我們說「預防重於治療」，更務實地說是各階段的預防（當然包括治療），各有其重要性。事實上，大家可能高估了現代醫學的發展，依照分類，人類細分有七萬種疾病，目前可以「一級預防」（Primary Prevention）——預防其不發生（治未病之病）的病症是少數中的少數（詳見圖表 8-2）。

上醫治未病之病

- 疫苗可預防的傳染病：小兒麻痺、破傷風、天花..等
- 改變基因：喜憨兒(產前篩檢)

  基因治療-鐮刀型貧血、血友病

  先天代謝異常-特殊飲食
- 改變行為：
  - 抽菸(肺癌)、檳榔(口腔癌)、黃麴毒素(肝癌)
  - 安全性行為：愛滋病、C型肝炎、各種性病

楊嘉銘 製圖

1

圖表 8-2：未病之病（可預防的病症）

不只如此，現代醫學可以治欲病之病，也是少之又少。這也是目前醫學研究最重要的領域，其目的是希望「早期診斷，及時治療」，不希望「小病」變大病（詳見圖表8-3）。

這就是為什麼全世界絕大部分醫生是「下醫」，實非不為也，乃不能也！

有了這個認知之後，我們進一步問，預防了一個疾病後，可以省多少錢？這是在全民健保委員會最常被問到的一個問題：這個新藥使用之後，可以節省多少醫療費用？這樣的問題，已經到了另一個層次——我們不只是投資健康，還希望可以回收投資成本。

我們舉例來說明，二〇一七年政府發表了C肝根除計畫，希望提前達成世界衛生組織訂定的二〇三〇年根除C型肝炎的目標。其中二〇一七到二〇二一年總藥費共投入

中醫治欲病之病

- **癌症篩檢**：乳癌、子宮頸癌、大腸癌、肺癌、
  攝護腺癌、胃癌
- **糖尿病**：腎、視網膜、神經、心血管
- **高血脂、高血壓**：心血管疾病、中風、主動脈剝離

楊嘉銘 製圖

圖表 8-3：欲病之病

一百九十五億元，這個預算因為編在健保總額內，所以每年都要經過全民健保委員會審議。在委員會中「付費者」與「消費者」的代表都提出這個非常重要的問題：我們「根除」了一個疾病，可以省下多少醫療費用？

幽門桿菌的經驗

二〇〇五年，兩位澳洲學者因為證明幽門桿菌是引發胃潰瘍的元凶而得到諾貝爾獎，打破了醫界數十年來因為「壓力」引發「胃酸過多」而造成胃潰瘍的理論，從此胃潰瘍用抗生素根除幽門桿菌就可以根治，而且未來發生胃癌的機率也大幅降低。

當我們過去一、二十年來根除了那麼多「胃幽門桿菌」，到底省下多少錢？答案是，花在這兩個疾病的錢，「表面上」的確大幅下降；仔細想，不得胃潰瘍的人，也可能有「胃食道逆流」；不得胃癌的人，有可能得其他癌症；什麼胃病都沒有的人，因為活得更長壽，未來卻可能要裝心臟支架、開白內障、換關節、植牙……。總言而之，活得越久，醫療費用反而花費越多，「能省下多少錢」是否問錯了問題？

抽菸救健保

我有一個山友，綽號小楊，是百岳高手，但他是個菸槍，抽菸時理直氣壯，無視身邊一堆衛生大老。他說自己抽菸，所以一定比大家早走，未來可以省下許多醫療費用，對健保財務有貢獻，所以「抽菸救健保」成了他的口頭禪，根據這套歪理，嚼檳榔也可以救健保。

小楊不一定讀過這篇刊登在一九九七年《新英格蘭雜誌》上的論文，但是他說的沒錯，這篇論文發現，抽菸

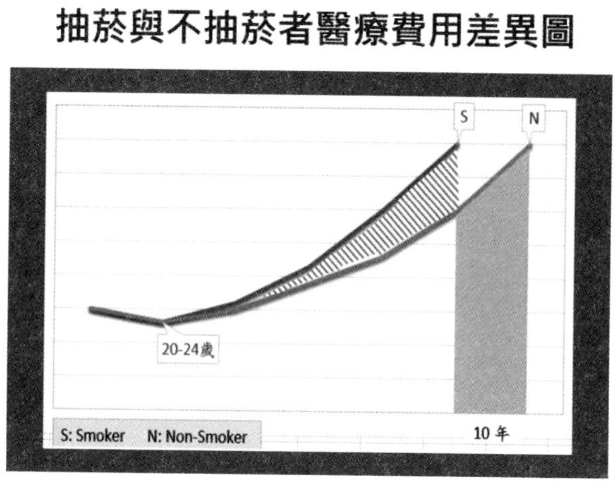

戴志凌製表

圖表 8-4：抽菸者與不抽菸者醫療費用比較

的人平均比不抽菸的人少活十幾歲，若僅以同年齡比較，其平均醫療費用高於不抽菸的人，所以戒菸確實可以「節省醫療費用」；但是，論文又發現若用「終身醫療費用」（Lifetime Healthcare Expenditure）來比較，因為不吸菸者活得久，所以終身醫療費用高於吸菸者。

這個結果其實並不令人意外。同理，C肝患者，過去因肝硬化、肝癌無藥可醫，五十至六十歲就英年早逝；但今天有藥可醫，我們每人花十幾二十萬元「根治」了C肝，因此多活了二、三十年，這樣的投資當然非常划算！

至於多活的幾十年，隨著年齡增長，每年都要多花上幾萬、十幾萬，甚至幾十萬、上百萬元的醫療費用，該怎麼辦？一開始我就請大家看《全民健保法》第一條，辦健保的目的是為了投資健康，不是為了省錢，如果省錢是王道，我們讓新藥晚一點進健保，可能也是對的？我們真的覺得錢比生命健康重要？那就乾脆停辦健保、關掉醫院，一年可以省一兆！

預防重於治療是理想，但現實上是治療的需求遠大於預防，況且根除了A疾病，因為壽命延長，還會得B、C、D等各種疾病。一言以蔽之，花錢買到的是健康，不是為了省錢，這是進步社會的思維，也是所有先進國家都清楚的道理。我們回到健保會問的問題，根除了疾病會省多少錢？答案是：只會省下那個疾病的醫療費用，但病人因此更長壽，整個社會會花更多錢！我們會在下一章進一步分析。

小結：

預防重於治療，得到的是健康，但社會整體不會省錢，所以我們呼籲，把過去「節約醫療費用」的舊觀念，導向「投資健康」的新思維！

第九章　有錢了，健康當然更重要

一九九〇年代之後，衛生經濟學界逐漸接受一個事實：醫療費用成長會高於經濟成長，不管經濟好壞，民眾還是會生病，會需要就醫，尤其在經濟衰退時，醫療費用不會因此而降低。這個現象在實施全民健保的大部分歐洲國家，或有醫療保險的美國人都是如此。以台灣目前的國民所得來說，醫療保健支出占GDP僅有六％實在偏低，有必要急起直追，趕上先進國家的水準。

一九九三年，哈佛大學公共衛生學院院長 Joseph P. Newhouse 發表了一篇「驚世文」，徹底改變了大家對什麼因素造成醫療費用上漲的迷思。

這位大師級的教授原本任職於蘭德公司（RAND Corporation），其最著名的研究是前面介紹過的健康保險試驗（Health Insurance Experiment, 1974-1982），Newhouse 的這個健康保險試驗的研究奠定他在全世界醫療經濟學上大師級的地位。我們要根據他在一九九三年的這一篇論文，來探討另一個重大議題：他發現美國醫療費用的上漲，人口老化不是主因！他的研究發現，醫療費用上漲的主因，是保險的普及和收入的成長，而這兩個因素都比人口老化指數更為重要；更驚人的是，老化、保險、收入這幾個因素加起來，只解釋了醫療費用長期上漲不到一半的原因，另外剩下的一半，他用間接方法推論是新醫療科

AN ICONOCLASTIC
VIEW OF
HEALTH COST
CONTAINMENT

by Joseph P Newhouse

February 1993Health Affairs 12 Suppl(Supplement 1):152-71

圖表 9-1：Joseph. P. NEWHOUSE 有關遏制醫療費用的重要論文

技。

為什麼我稱這篇論文是驚世之作，因為人口老化導致醫療需求大幅增加，過去長期以來都被認為是不可挑戰的教條，結果居然只解釋了醫療費用上漲的一．四％，完全顛覆了大家的看法。

我們用簡單的道理來解釋。假設時光倒退五十年，那個時代癌症是絕症，B肝、C肝也沒藥醫，罕見疾病病童出生不久即死亡，或活不過童年；沒有心臟支架，心肌梗塞一發作就掛了；沒有電腦斷層，急性腹痛診斷不出來，要直接開刀進去肚子裡看；白內障沒有人工水晶體，也沒辦法植牙，膝蓋壞了，只能拿拐杖、坐輪椅，洗腎機非常昂貴，只有非常有錢的人可以負擔。

在那個時代，當人口開始老化，但醫療科技沒有進步，所以醫療費用不會增加多少，人類一直到二十世紀前半都是如此。現在醫療費用高，很大原因是過去被視為絕症的病症，現在可以多活幾年；過去難以治癒的病，現在很多都可治癒；過去不能改變的狀態，現在醫藥界都會用盡辦法來幫您解決。

到了一九九〇年代之後，衛生經濟學界逐漸接受一個事實：醫療費用成長會高於經濟成長，不管經濟好壞，民眾還是會生病，會需要就醫，尤其在經濟衰退時，醫療費用不會因此而降低。這個現象在實施全民健保的大部分歐洲國家，或有醫療保險的美國人都是如此，所以當我們看醫療保健支出占GDP的比例的長期趨勢，都是一路攀高，很少有例外。大家只細看二〇〇八至二〇〇九這兩年，這個指標突然往上爬升一個百分點左右（圖表9-2），原因是那兩年全球經濟危機，經濟負成長，分母變小，但醫療需求（分子）持續成長，比值跳升，這個現象到了二〇二〇至二〇二一年，我們還會再看到（圖表 9-3）。

我們特別拿日本和英國來舉例。在一九九五年左右台灣實施全民健保時，日本與英國的醫療保健支出／GDP比例維持在六％上下，當時衛生界認為這兩個國家才是對的，對其他 OECD 國家（歐美）較高的醫療支出相當不以為然。

然而，在二十年後，尤其二〇〇八年全球金融危機之後，大部分 OECD 國家都上升到了一〇％的水準。

再以英國為例，一九九〇年代，英國在保守黨首相柴契爾夫人執政十幾年，大幅縮減社福支出後，英國人鍾愛的國民保健體系（National Health Services, NHS）已經破落不堪。英國制度有台灣學者最愛的所有「重要」支柱。首先，全面實施家庭醫師制，強制轉診，不愛用部分負擔（稱為 1st dollar coverage, 第一塊錢就給付）。衛生部設了

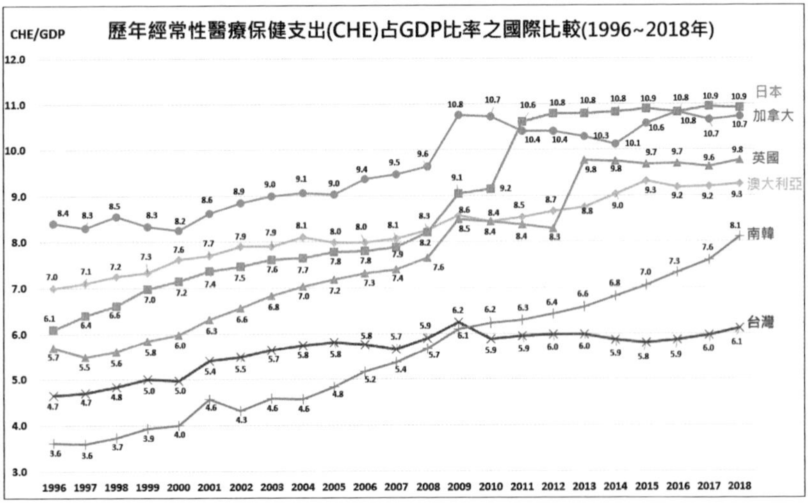

資料來源：衛生福利部107年NHE統計表 楊爵銘製圖

圖表 9-2：醫療保健支出占 GDP 比率之國際比較（資料來源：衛生福利部）

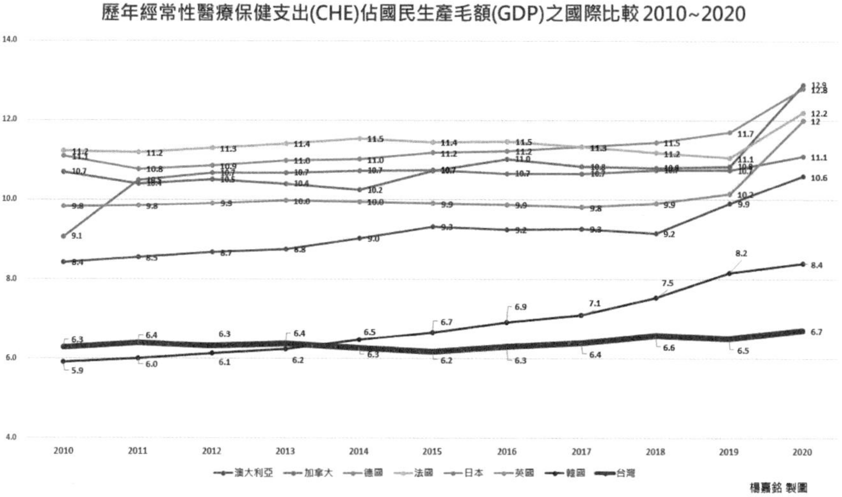

圖表 9-3：醫療保健支出占 GDP 比率之國際比較（資料來源：衛生福利部）

一個領先全球的研究機構（National Institute for Health and Clinical Excellence, NICE），專門進行成本效益分析，通過成本效益門檻的新醫療科技，才能給付。一九九〇年代只花了不到六%的GDP，而且各種健康指數大幅領先花了近三倍的美國，是台灣許多學者眼中的健康理想國。

但是筆者在一九九〇年代去英國時卻發現，每天報紙都是醫院殘破、運作失靈的負面消息，許多醫院還是用南丁格爾時代設計的大通鋪，甚至有醫院慶祝X光機使用超過一百年，讓我對英國的「理想國」印象完全破滅！

到了公元二〇〇〇年，英國民眾再也受不了了，當時工黨的候選人布萊爾（Tony Blair），提出加稅救健保（NHS）的政見，結果大獲全勝，是歐洲民主國家極少數用加稅訴求而贏得選舉的例子。當年布萊爾是在與媒體共進早餐時宣布這個構想，所以被《經濟學人》（*The*

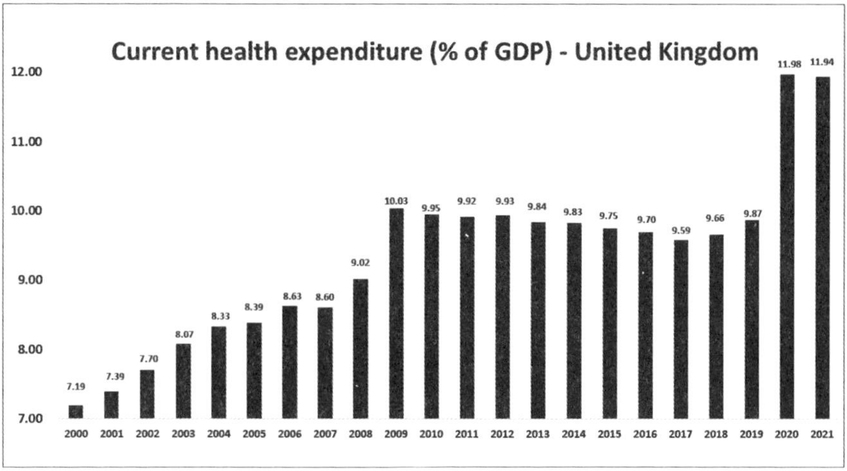

楊嘉銘製圖

圖表 9-4：英國醫療保健支出（CHE）占 GDP 的比例（資料來源：世界銀行）

Economist）戲稱為「布萊爾的昂貴早餐」。

圖表9-4是英國CHE占GDP的比例，可以明顯看出，布萊爾首相上任後，支出持續增加，從此趕上歐洲其他國家的水準了。

從國外的分析與經驗，再一次支持我們一開始的論點：以台灣目前的國民所得來說，醫療保健支出占GDP僅有六%實在偏低，有必要急起直追，趕上先進國家的水準。

小結：

進入二十一世紀以後，世界上主要的先進國家基本上已經接受了醫療費用成長持續高於經濟成長的事實，尤其歷經二〇〇八到二〇〇九年全球金融危機之後，這些國家的CHE／GDP都提升到一〇%左右，其中值得注意的是日本和英國，原本被視為先進國家的例外，但後來也都追上其他國家，而推動醫療費用持續上漲的主因，就是新醫療科技。這個看法呼應了本書主軸，想要投資健康一定會增加醫療支出！

第十章　係金ㄟ？看病也會貢獻GDP！

二〇二一年，台積電營收將近一兆六千億，略高於台灣衛生醫療總支出。台積電只有幾萬員工，全台醫療體系號稱百萬大軍，這兩個數字擺在一起，明眼人會說「一定有什麼不對勁的地方（Something must be terribly wrong）」。您知道台灣住院一天健保給醫院多少錢？答案不到一千元，這個價錢能住什麼樣的旅館？除了病房費，我們醫師診察費、護理費都便宜到「不像話」，這樣的制度當然有問題！

二〇一九年底，國立陽明大學郭旭崧校長參觀了台積電，他請教了劉德音董事長對智慧醫療的看法，劉董事長很客氣地問：智慧醫療能賺多少錢？這個回答直指今天台灣醫療體系的核心，醫療還真的不值幾文錢！

二〇二一年，台積電營收將近一兆六千億，略高於台灣衛生醫療總支出的一兆四千多億，台積電只有幾萬員工，全台醫療體系號稱百萬大軍，這兩個數字擺在一起，明眼人會說「一定有什麼不對勁的地方（Something must be terribly wrong）」。百萬人在照顧全國民眾健康才花費這麼一點點錢？這個制度一定有問題！簡單地說當全國民眾在享受既便宜又方便的醫療，誰在付出代價？這樣的制度可以撐多久？

我們前面分析了「低價健保引發的醫療危機」，台灣的低價醫療，是個不可思議的制度，請看下表：

常見醫療服務品項跨國價格比較

醫療服務品項	台灣點數 (1點為1元台幣)	台灣 (約當美元)	美國 (美元)	新加坡 (約當美元)
心電圖 E K G	1 5 0	5	20	33
胸腔X光攝影　C X R	2 0 0	7	45	33
上消化道內視鏡	1 5 0 0	50	400	450~750
大腸鏡檢查	2 2 5 0	75	460	800~1200

陳怡如 製表

圖表 10-1：常見醫療服務品項跨國價格比較（資料來源：中央健康保險署網站、美國 MEDICARE 網站）

有在國外看過病的人都知道，同樣的看一次病（手術、住院），台、美、大陸，數值都差不多，但是幣值不同，最有名的故事是中研院院士魏福全。他是全球頂尖的顯微手術專家，有人因不幸意外斷指，他可以把大腳趾移植到手掌當拇指用，這個手術要開十小時左右，全民健保給付長庚醫院不到十萬元，跟美國一樣，只是幣值不同，我們付台幣，美國付美金。

最近 COVID-19 疫情解封之後旅遊大爆發，大家去訂房發現旅館價格都漲回來了，尤其國內。您知道台灣住院一天健保給醫院多少錢？答案是不到一千元，這個價錢能住什麼樣的旅館？除了病房費，我們醫師診察費、護理費都便宜到「不像話」，這樣的制度當然有問題！

醫療保健支出太低，還有一個問題，就是對經濟的貢獻，我來看一下表，經濟成長的計算公式：

GDP＝（X－M）＋G＋C＋I

（出口－進口）＋政府支出＋消費＋投資

二〇二一年，台灣因為防疫相對地的成功，出口引擎運作正常，經濟成長交出六．二八％的亮麗佳績。但是因為大家不敢上街消費，街上冷冷清清，許多店家苦撐待變，呈現的是「內冷外熱」；二〇二三年第一季GDP出現負三．〇二的負成長，但是台北街頭到處是逛街人潮，許多餐廳訂不到位，完全是「外冷內熱」（詳圖表10-2）。台灣的經濟是一九七〇年代開始起飛，先是用「進口替代」來節省外匯，接下來進入出口導向，靠出口賺外匯來帶動；在石油危機時，以十大建設用投資來帶動經濟成長，一路走來，終於從農業為主的經濟體轉型成功為工業化國

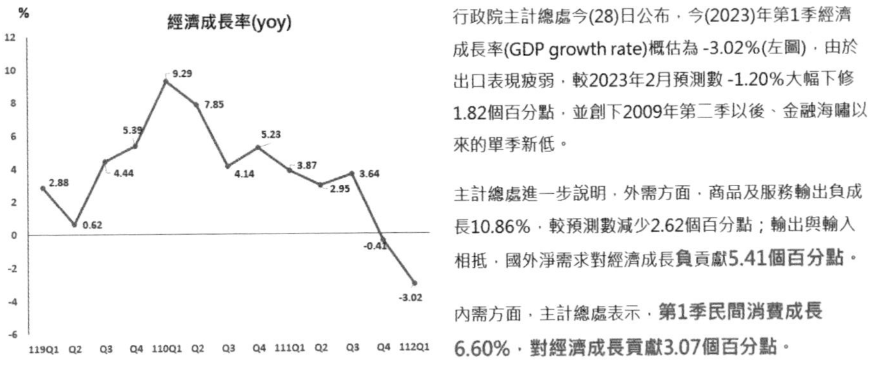

經濟成長率(yoy)
12

-6
2.88
0.62
4.44
5.39
9.29
7.85
4.14
5.23
3.87
2.95
3.64
-0.41
-3.02
119Q1 Q2 Q3 Q4 110Q1 Q2 Q3 Q4 111Q1 Q2 Q3 Q4 112Q1
行政院主計總處今(28)日公布，今(2023)年第1季經濟成長率(GDP growth rate)概估為 -3.02%(左圖)，由於出口表現疲弱，較2023年2月預測數 -1.20%大幅下修1.82個百分點，並創下2009年第二季以後、金融海嘯以來的單季新低。
主計總處進一步說明，外需方面，商品及服務輸出負成長10.86%，較預測數減少2.62個百分點；輸出與輸入相抵，國外淨需求對經濟成長負貢獻5.41個百分點。
內需方面，主計總處表示，第1季民間消費成長6.60%，對經濟成長貢獻3.07個百分點。

資料來源：2023-4-28 行政院主計總處新聞稿　楊嘉銘製圖

6

圖表 10-2：出口大衰退，靠內需撐起 GDP

家，以人均GDP而言，已經成功跨越了中等收入陷阱（詳：《越過中度所得陷阱的台灣經濟1990-2020》，陳添枝著，二〇二二年）。

我們都知道進入這個階段，國內消費是未來經濟成長的重要支柱。二〇二三年，政府以一千四百一十七億的預算，每人普發六千元現金，對經濟成長只貢獻〇．三%（行政院主計處的估計）。如果我們有可能找到財源，把衛生醫療支出提升到韓國的水準，大約每年要多支出四千億元，以每年二十兆的GDP，其直接貢獻就是二%！二〇二三年主計處每次發布統計，都在回答今年經濟長恐怕難保二，如果經濟成長對國家這麼重要，為什麼不增加醫療保健支出？只要把錢用在對的地方，不但可以提升國民健康，又可以促進經濟成長，一舉兩得，您說對嗎？

小結：

醫療保健支出也是內需的一部分，在計算經濟成長是「正數」。只要用對地方，健康與經濟成長可以一舉兩得。

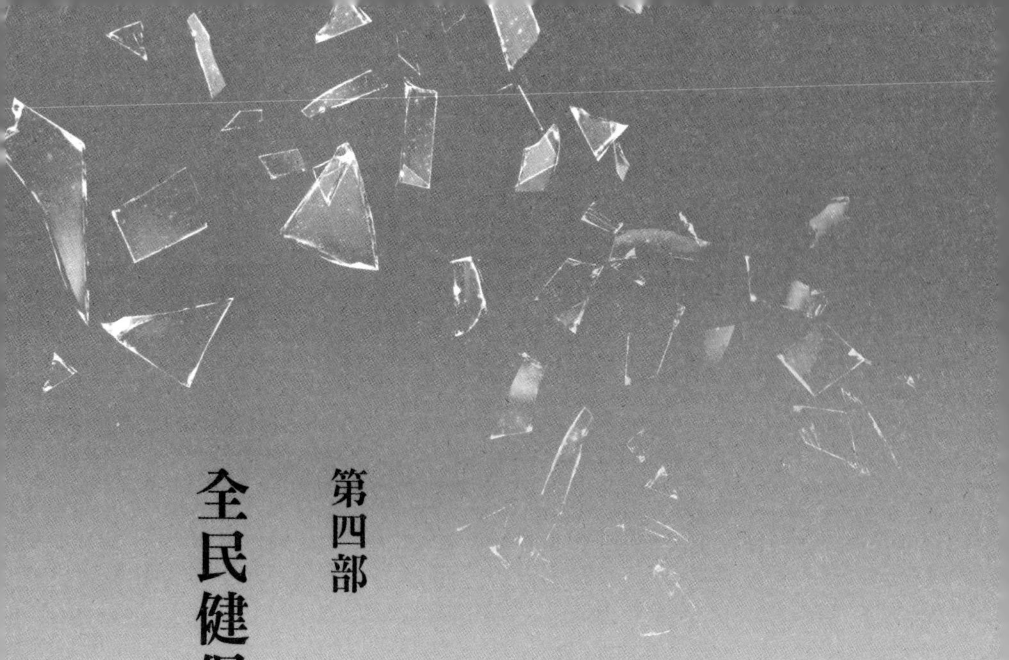

第四部

全民健保有救嗎？

第十一章　健保快倒了，怎麼辦？

低價健保一方面是浪費的主要原因，卻又讓民眾有超高的滿意度。讓主政者不敢「輕攖其鋒」。在保費收入上，不敢依實際醫療增長的需求年年調漲保費；想推行使用者付費制，也投鼠忌器。「醫療服務就是內需，內需是百分之百的GDP」，既然投資於健康可以改善就醫環境，增加護理人員薪資，減少急診排隊等病床，又可以促進健康，又貢獻經濟成長，那麼為什麼不做？

從第一章開始，我們說全民健保因為長期投資不足，已經影響到民眾的健康，而醫院住院部門長期虧損，形成惡性循環，不賺錢無法增加人力，也無法調薪，低價血汗的結果，在COVID-19疫情之後，帶來離職潮。結果急診室排隊等床的情況越來越嚴重，這些現象是否已經影響到民眾的健康，我們再以最新的統計（二〇二一年死因）發現，這是近幾年來又一次「平均壽命下降」，這到底是什麼原因？值得我們警惕。

低價健保一方面是浪費的主要原因，卻又讓民眾有超高的滿意度。讓主政者不敢「輕攖其鋒」。在保費收入上，不敢依實際醫療增長的需求年年調漲保費；想推行使用者付費制，也投鼠忌器，努力了七年，勉強漲個幾百元，財務影響只有幾十億，真的是杯水車薪。實施總額預算制度二十年下來，累積的「隱藏負債」，例如：超低的醫師診

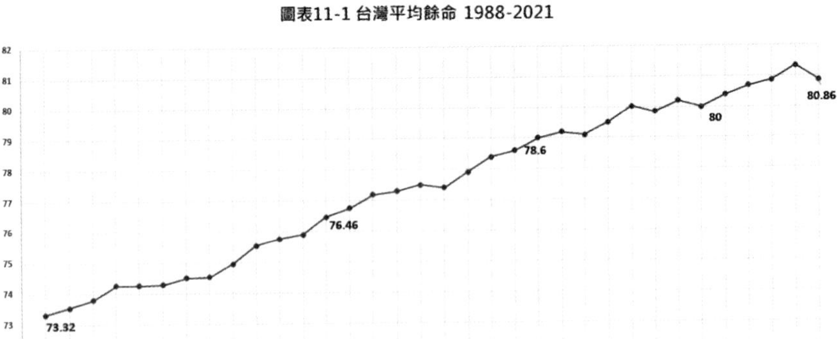

圖表 11-1：台灣平均餘命 1998-2021（資料來源：國家發展委員會／楊嘉銘製圖）

察費、住院費、護理費、新藥預算，已經是幾千億的規模，沒有任何執政者「敢碰」。反正醫護人員有愛心、好「商量」（好欺負），年年難過年年過，有趣的是天天在急診室等床的病家，也從不抱怨，醫院經營者更神奇，公立醫院靠預算補貼，私人醫院要不就靠捐贈（教會醫院與慈濟醫院），要不就靠祖產（長庚醫院擁有的台塑四寶股票），各顯神通。住院部門賠錢靠門診，門診醫師診察費低，靠開藥和檢驗補貼，再不行靠停車場和美食街，神奇的是除了二十幾年前全民健保開辦初期的倒閉潮（幾百家中小醫院倒閉），這幾年來反而只有聽到蓋新醫院，很少聽到有倒閉的，這也是另類台灣奇蹟。

在前面的章節，我們進一步分析，隨著所得增加、保險普及、人口老化，以及新醫療科技的不斷發明，全世界主要國家大多要花一〇％左右的GDP在健康上，以這個為標準，我們每年要增加八千億，如果以韓國為標竿，每年也要四千億，這個數字和我們的以醫師診療費、護理費、和病房費來估計差不多；如果我們把這些錢視為投資，只要用對了，民眾的健康一定會逐漸追上先進國家的水準（當然要先趕過韓國，我們已經落後十多年了）。

而在前一章我們也說明了「醫療服務就是內需，內需是百分之百的GDP」，既然投資於健康可以改善就醫環境，增加護理人員薪資，減少急診排隊等病床，又可以促進健康，又貢獻經濟成長，那麼為什麼不做？

我來試著推論幾個可能的原因：

1. 我們社會上普遍認為醫療應該越少越好，多用就是浪費，而且要用花錢來買健康，這個觀念好奇怪。
2. 全民健保把民眾「慣壞了」，所以一堆浪費，不但不應增加，反而應該節約。

3. 全面調漲健保費，就是替別人付錢，助長浪費，執政者如此認為，民眾也如此認為。

4. 許多學者專家呼籲的改革，例如：使用者付費以及轉診制度，都是不受歡迎的政策，除非執政者下大決心，否則在超過九成的健保滿意度下，民選政府少有敢逆民意而為。

5. 台灣主流的醫藥衛生界有許多「預防重於治療」的倡議者，這個立意良善，且符合世界潮流的「預防醫學」，被曲解為會減少醫療費用的支出，這個迷思，在台灣一時還不太容易打破。

所以我們以下幫大家簡單扼要整理一下，有哪些可能的方法可以解決上述的困境。

我們幫大家簡單分析：

一、採新加坡制，這個構想在台灣政界與商界有許多支持者，又號稱只要花五％不到的ＧＤＰ就可以又不浪費又省錢，又健康，品質又高，醫護人員也不血汗，最大的缺點是「階級化醫療」，公平性（對弱勢照顧）和「保護力」比較不足（註：根據林方源的新書，七成五的新加坡人抱怨負擔不起醫療費用）。新加坡制度，不易理解，我們在下面的章節，會仔細探討。

二、第二種做法是有名的「保大不保小」，例如一般門診不補助，或設自負額（Deductible），就是一定金額以下民眾自己負擔的制度，這在許多商業保險都會採用，最大的好處是不必處理大量小額理賠降低行政成本，當然更不會有小病上大醫院，領藥不吃的浪費問題。

三、回歸《健保法》第四十三條，看門診部分負擔二○%，用越多付越多，符合使用者分攤的原則。不轉診，逕赴醫學中心，部分負擔五○%，這個法條自全民健保開辦時就存在，二十八年來沒有一屆政府「敢」依法行政，也沒有任何一位官員因為「不依法行政」，被監察院彈劾。依照這條法律實施會立刻解決「小病」到大醫院看病的問題，而專家呼籲已久的轉診制度，立刻成功，對於任何敢依法行政的執政者我們給予鼓勵與祝福。

四、只實施《健保法》第四十三條之前半段，不論層級，部分負擔都收二○%，由於層級越高醫療費用越貴，所以也有部分強制轉診的效果（詳圖表 11-2）。

五、直接學英國，不提倡使用者付費，但強制轉診，每人一位家庭醫師，如果病人直接到醫院看診，健保不給

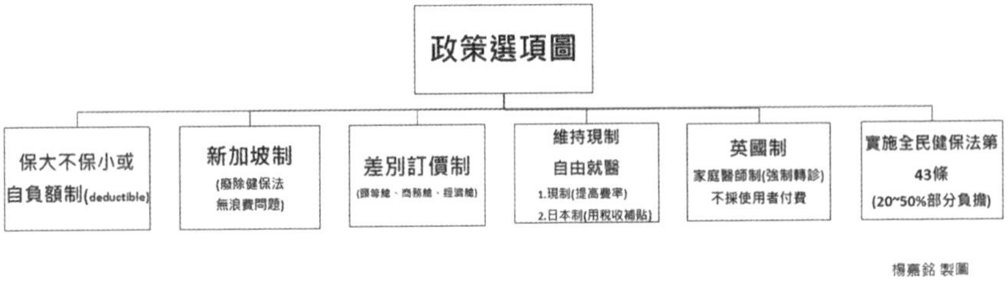
政策選項圖
保大不保小或
自負額制(deductible)
新加坡制
(廢除健保法
無浪費問題)
差別訂價制
(頭等艙、商務艙、經濟艙)
維持現制
自由就醫
1.現制(提高費率)
2.日本制(用稅收補貼)
英國制
家庭醫師制(強制轉診)
不採使用者付費
實施全民健保法第
43條
(20~50%部分負擔)
楊嘉銘 製圖

圖表 11-2：政策選項圖

付。

六、維持現制（自由就醫，低部分負擔），但要籌措幾千億財源，除了費率要調高之外，二%補充保費，可能要漲好幾倍才夠，好處是除了要多交錢之外，就醫方式不改變，民眾接受度較高，如果學習日本以稅收補貼，不調保費，每年幾千億的財源挑戰很大。

七、最後是比照搭飛機的頭等艙／商務艙／經濟艙，這個想法較新，我們在第十三章會詳述。

您一定會問，到底是那一個政策選項「比較好」？這個問題沒有標準答案，要先問您覺得什麼「價值」最重要？如果您覺得自由就醫的權利是不可以被剝奪的，那一定不可能選英國式的家庭醫師制加強制轉診；如果您覺得使用者付費是永續經營的不二法門，那麼回歸《健保法》的第四十三條，全面收二〇%的部分負擔（溫和版）或不經轉診到醫院看診收三〇到五〇%的部分負擔（強力版），是最重要的選項；對於看不慣那些一點毛病就到醫院，動不動就要求各種檢驗檢查，領了藥也不吃的人，最好的方法是「自負額制」；您如果不同意我所說要提高對健康的投資，認為「新加坡能，台灣為什麼不能？」那麼必須「廢除健保」後「重新啟動」訂定星式的差別負擔制度。

我們不針對每一種政策選擇都做政策分析與比較，這是政府該做的事，本書只針對比照搭飛機分艙等的制度以專章解釋，原因是這個構想是全新的，台灣沒有其他專家曾提出這本書的構想。其次，長久以來，個人認為新加坡制度因為理念與我國的全民健保差異太大，無法「借用」；最近再仔細研究之後，「皇天不負苦心人」，居然被我真的找出一條路。大部分人受到過去新加坡以「醫療儲蓄帳戶」風靡全球的影響，並不真正了解其全貌，所幸，二〇一三年星國的林方源教授（Jeremy Lim）出了一本書（英文版），我仔細拜讀之後，幫大家寫下最值得我們參考的重點（詳下一章）；然後由這裡出發，提出如何以差別訂價制替全民健保找出路的新構想。

小結：

走筆至此，希望您被我說服，我們應該大大地投資在健康（醫療服務與預防保健），但是幾千億的缺口如何解決，本章提出六種可能的政策選項供大家參考。

第十二章　劫富濟貧的真正高手——新加坡

新加坡是已開發國家中的醫療典範之一，他們只花GDP不到五％的比例在醫療，卻能達到極佳的健康水準，他們是怎麼辦到的？簡單地說，新加坡的制度在基本精神上與台灣全民健保完全不同，星國認為醫療是個人責任，國家是來幫忙的，不負最後財務責任，這一點跟美國比較像。台灣則是學美國之外的西方國家以及日本，所以是國家責任制的社會保險。

新加坡是已開發國家中的醫療典範之一，他們只花GDP四％的比例在醫療，卻能達到極佳的健康水準，以及令人稱羨的醫療體系，醫生收入高，護理人員也不血汗，他們是怎麼辦到的？星國政府認為原因是出在「效率」，真那麼簡單？

新加坡的神話或迷思？

如果想要瞭解新加坡的醫療制度，可以參考新加坡學者林方源教授（Jeremy Lim）的著作，他在二〇一三年寫了一本英文書介紹新加坡的醫療體系，其標題是「新加坡的醫療體系，神話還是魔術？」（*Myth or Magic: The Singapore Healthcare System*）（註），清楚解釋了許多學界的疑問。以星國衛生部網站的例子比較，七十歲的人髖骨骨折住院八天費用是星幣九千八百元，約合新台幣二十萬元，這還是住最普通的八人房，用最便宜的藥品；如果住雙人房還要貴上一倍，住頭等房更要貴上好幾倍。

究竟是什麼魔法，讓新加坡的看病費用比台灣貴、品質比台灣好，但整體花費卻比台灣低？我們試著幫大家解密：

一、新加坡的魔法，用簡單的經濟理論來說，就是差別定價（Price discrimination），用經濟學的語言，就是具獨占市場的供給方，對於不同付費能力的消費者訂定不同的價格，如此可獲得最大的利潤。

二、以民眾的付費能力建立兩級制，對於經濟能力較差的民眾，提供基礎保障（病房六至八人一間），使用以世界衛生組織的基本藥物目錄（EDL, Essential Drug List）為基礎的標準用藥目錄（SDL, Standard Drug List），並以採用學名藥為原則。這個目錄通常所收載的是專利已過期的老藥，因此價格很親民。若要使用的藥品不在標準目錄上，例如許多癌症用新藥，病患就需自付五〇%，所以新加坡人近年來也覺得醫療花費負擔日益沉重。

三、兩級制之下，所有治療費用皆隨著病房等級而不同，不但價格可以差好幾倍，政府的補貼也大不相同（詳見圖表 12-1）。

四、所有的保費計算都依年齡而有差異，比較像商業保險的概念，不是依照收入而有別，與社會保險理念截然不同。整體來說，越年輕保費越便宜，越老越貴（詳見圖表 12-2）。

五、所有保險給付均有上限，如果只保基本款，住院上限每年十五萬星幣（折合約新台幣三百萬元）。癌症治療、洗腎、精神病都有給付上限，買越貴的保險當然保障

新加坡政府醫院病房等級住院費用表

病房等級	補助率	中位數費用	平均費用
A(單人病房，冷氣，電視機)	0%	$2,966	$5,076
B2(兩人病房，冷氣，電視機)	20%	$2,266	$4,282
B3(四-六人病房，自然通風，無電視機)	50-65%	$1,033	$1,827
C(八-十人病房，自然通風，無電視機)	65-80%	$865	$1,729

楊嘉銘 製表

圖表 12-1：新加坡住院費用表（資料來源：新加坡政府網站）

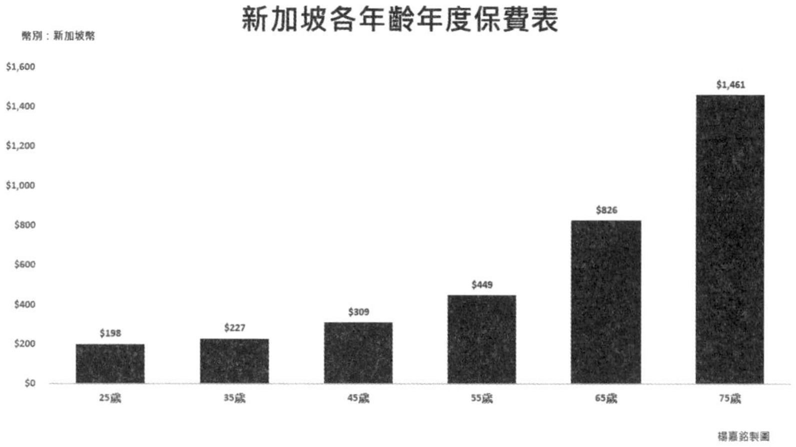

圖表 12-2：新加坡各年齡年度保費表（資料來源：新加坡政府網站）

就越高。

六、新加坡為貫徹「醫療」是民眾責任的思維，實施醫療儲蓄帳戶（Medical saving account），推行強迫儲蓄的公積金制，用來買房與醫療。這個公積金從五十五歲以上就可以領取，但必須保留至少六．六萬元星幣（約合一百三十萬元新台幣）為醫療之用。倘若不夠用，父母、子女、夫妻之間可互相支援，再不夠用，低收入者要向政府申請補助，有錢人則靠自己的資產或商業保險。

新加坡的「醫療照護」錢從哪裡來？其實就是民眾自己的口袋！依照林教授的書（二〇〇八年資料），個人現金支出比例高居醫療保健費用之冠，占了四一％之多（詳見圖表 12-3）。

新加坡制度有哪些台灣可以學習借鏡之處？簡單地

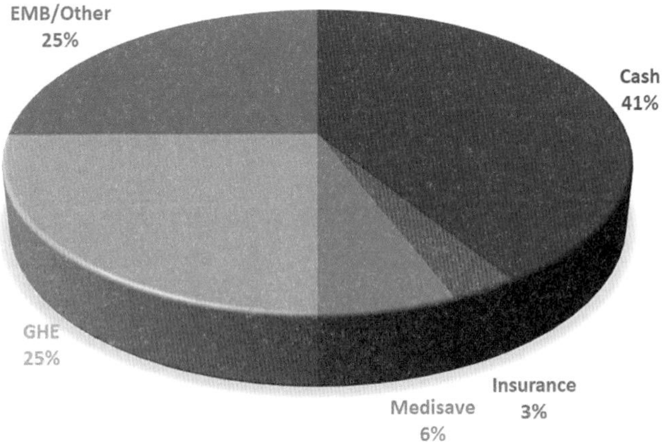

courtesy of Moonsoon Zone Publishing (季風帶)

圖表 12-3：新加坡醫療保健費用來源（資料來源：林方源著，Myth or Magic: The Singapore Healthcare System）

說，新加坡的制度在基本精神上與台灣全民健保完全不同，星國認為醫療是個人責任，國家是來幫忙的，不負最後財務責任，這一點跟美國比較像。台灣則是學美國之外的西方國家以及日本，所以是國家責任制的社會保險。因此，在制度設計上很難完全學習。

從上述分析可以知道，新加坡是將使用者付費的精神，在醫療上發揮到極致的國家，其中「差別定價」更是其中的關鍵機制。台灣最有可能參照的是新加坡的兩級制，以藥品為例，對於一般民眾（基本款）而言，所有專利過期在世界衛生組織基本目錄上的藥品，皆以學名藥價給付，對於非基本目錄上的藥品以及新藥，則收取較高的部分負擔或其差額；其次，對於所有入住頭等（單人、雙人）非健保病房的醫療費用，醫院可加收一定費用（例如五〇%和一〇〇%），並由病患自行負擔。如此一來，一方面可合理反映醫療成本，一方面又能改善頭等病房供不應求的問題。

小結：

新加坡的制度以差別定價來達成高品質、並有足夠的收入，可以維持高品質但醫護不血汗的經營模式，而一般民眾因為有一般病房可以選擇，因此其負擔在可以接受的範圍，政府也無須背負太高的財務責任。

新加坡制度的基本精神，認為醫療的責任在民眾，且依年齡增加而提高保費，是對年輕健康的人有利、對年長多病者不利的制度。

新加坡對人民的醫療照護如何保障，理念與我國完全不同，如要引用必須廢除現行健保制度，難度頗高，但台灣或可引進星國的差別定價制，以增加財源，提高服務水平，提昇量能，減少民眾急診排隊等床之苦。

註：這本書剛好在二〇二三年六月一日正式出版，中文書名「病有所醫？新加坡醫療體系之理想與現實」（季風帶文化有限公司出版）。有興趣的讀者可以買來參考。

第十三章　頭等艙、商務艙和經濟艙，都可以到目的地

台灣民眾很熱衷買醫療保險，平均每人竟有高達五張保單，既然民間已有充足準備，我們在政策上應該採取更有彈性的思維與作為。首先，要揚棄過去齊頭式的全民健保。我在這裡提出一個全新的「使用者付費制」，讓有需求、又肯付錢，且付得起錢的民眾，在生病時能夠依自己的需求，選擇醫院／病床等級／醫師／藥品，但前題是一般民眾的基本需求仍要獲得充分保障。

我們前面提到「使用者付費」，一直是台灣醫界以及企業界的最愛，但是根據過去的實證研究證明，齊頭式的部分負擔制對較低收入民眾影響較大，又違反全民健保「避免因病而貧，因貧看不起病」的基本精神，因此推動起來阻力重重；健保實施二十八年來用力最深的李伯璋署長，所推出的新制部分負擔，才不過調高幾百元，就引來眾多反對聲浪，如果實施，頂多增加一百億元左右的收入，占八千億的健保支出一．二五%。

前一章，我們參考了新加坡的醫療制度，給我們最大的啟發是，應該「對有錢人多收錢」，而這個收費機制是在生病時收，不像我們是在沒生病的時候收取保費。

再來看另一項調查，根據癌症基金會的調查，兩成病友自費治療的金額達一百萬以上（參考：「癌友自費成常態 二成破百萬」https://udn.com/news/story/7266/

6479312）。

這個調查清楚說明，一旦人生病了，除非是經濟條件實在不允許，否則絕大多數人都願意付錢。以癌症來說，少則幾萬元起跳，多則幾十萬、上百萬元；相形之下，調高保費或部分負擔只牽涉幾百元，社會居然可以集體「發飆」，真的很「吊詭」！

比較合理的解釋是，繳健保費像是替別人付錢，而且因為「別人都很浪費，在濫用健保資源」，因此，要我多繳錢給別人去浪費的意願很低；而自己生病花自己的錢，覺得心甘情願，花再多的錢也是自己的事！

從圖表 13-1 可以清楚看到，台灣民眾很熱衷買醫療保險，平均每人竟有高達五張保單，這個數字著實驚人；以此推論，民間對於醫療保健的不時之需，早就「儲備」了大量的量能。

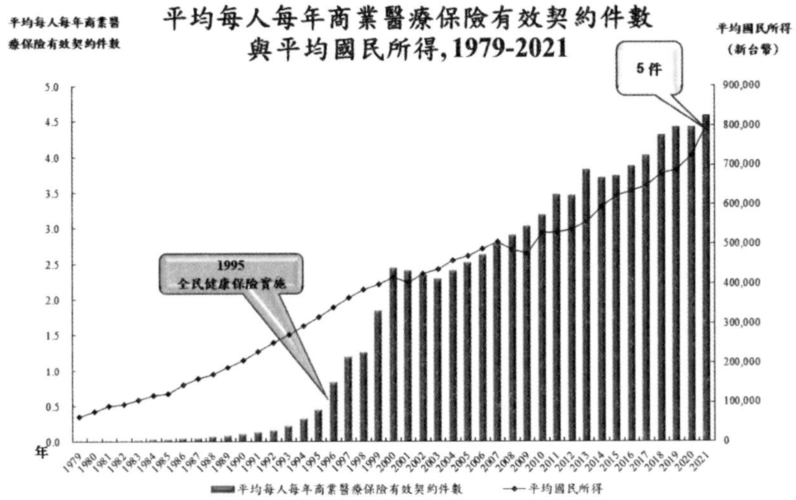

資料來源：有效契約：110年人壽保險業務統計年報；人口數：衛福部，民國110年國民醫療保健支出統計表；
人均國民所得：行政院主計處

圖表 13-1：台灣商業醫療保險件數與平均國民所得（資料來源：保險局、行政院主計處）

既然民間已有充足準備，我們在政策上應該採取更有彈性的思維與作為。首先，要揚棄過去齊頭式的全民健保：保費是齊頭式的公平，所以調高費率對不生病的人不公平（尤其是年輕人）；部分負擔也是齊頭式，所以對窮人不公平；病房費也齊頭式，所以人為把價格壓低，卻有錢也找不到病床，天天託人找關係。

我在這裡提出一個全新的「使用者付費制」，讓有需求、又肯付錢，且付得起錢的民眾，在生病時能夠依自己的需求，選擇醫院／病床等級／醫師／藥品，但前題是一般民眾的基本需求仍要獲得充分保障。

很明顯的，民眾在生病時是願意花錢的，而且早就存錢等著花（每人投保五張保單），把這幾個觀察綜合起來，我們有沒有可能設計一套制度，在不違反全民健保基本精神的架構下，打破第三章所說低價健保引發的問題？

不可諱言，要將過去二十年來整體醫療體系低價加總額預算制所造成的問題，一夕扭轉並導向正向循環，難度相當高，但可根據下列基本精神與目標循序推進：

1. 保持現有健保的保障，一般民眾，尤其較低收入的民眾，不論一般看診，或住院都仍有足夠方便、可近性的夠水準的醫療服務。
2. 要讓醫療體系正常發展，醫院的住院部門一定要有合理利潤。
3. 要讓醫師好好看診，一定要有合理診察費。
4. 要讓護理人員不血汗，人力要夠，薪資也要提高。

要解決這些問題，每年非幾千億是達不到的，如果以現行的制度，健保費率要提高五〇％，很難想像，哪一個政府敢下這個決心。

在上述原則之下，我們提出一個構想，讓想付錢又付得起的，以市場機制付費來補充全民健保經費來源的不足，以下我們會進一步解釋這個構想。

前一章介紹，新加坡是向年輕人「傾斜」的制度，這個精神有其值得學習之處，原因在於台灣目前大部分資產掌握在老年人手裡，其保費負擔相對地低、使用率高。如果對醫療願意付較高價格的民眾，依其選擇訂定不同價格，符合公平原則。

最近，陽大公衛所蒲正筠老師的一篇論文〈Income-related inequality in out-of-pocket healthcare expenditures under Taiwan's national health insurance system〉（二〇二三年）證明，台灣的自費醫療是越有錢出越多錢，符合社會保險的公平性原則。台灣的社會雖然充滿愛心，但基因裡並沒有那麼偏向社會主義，因此對於齊頭式平等的健保早已厭煩，對於調高保費替別人付錢的意願不高，一旦生病了替自己付錢則問題不大。

在這幾個前提下，我們提出下列幾個構想：

一、台灣目前的部分負擔制與病房差額負擔偏低，無法達到創造財源、減少浪費的目標，反而因堅持「齊頭式平等」而有「劫貧濟富」的疑慮。具體可行的做法是建立不同病房之差別支付制，例如：一般病房維持現行給付價與一〇％的部分負擔，雙人房價格（不只是病房費，而是全部醫療費用）為一般病床一五〇％，頭等（單人）房為二〇〇％；雖然收費標準不同，健保均以一般病床收費標準給付，所增加的費用由病人全額負擔。

這個「全額醫療費用」的差別給付，估計可讓醫院的住院部門立刻轉虧為盈，而費用增加的民眾，絕大部分都已買了商業保險，所以沒有負擔不起的問題，而一般民眾仍能享有健保病床或公立醫院目前的低價，所以權益不會受到損害。

這個差額，新加坡是好幾倍，我們建議的五〇%和一〇〇%，是為了方便大家討論，相信未來透過市場競爭，不同的醫院會有不同作法，合理的品質與價格市場會給答案。而公立醫院則會提供一個保障，讓一般民眾享有基本保障，讓政府有一個槓桿，不會因為解除管制而失控。這個制度，並不需要修改任何法律，只要主管的健保署／衛福部以行政命令公告即可施行，但因為政策變動幅度頗大，未來仍要與各界好好溝通。

二、基層醫療院所主要提供門診服務，沒有住院部門，所以要允許全國所有醫師可以「自訂醫師診察費以及醫療技術費」，以診察費為例，全民健保還是給付目前的兩百至三百元，多出的部分由病人支付差額，徹底改變供給面齊頭式平等的問題。

我們相信，只要資訊公開透明，醫師診察費的合理價格，會由市場給出答案。所以，鬆綁法令讓醫師有「自主訂價」的權利，才是上上之策。有錢的民眾，想找自己認為的名醫，或希望醫師可以花半個小時以上好好解釋病情，就多付錢；不想多付錢的民眾，則可選擇平價醫師及公立醫院。以市場機制來滿足不同的需求並促進效率。外科手術也是如此，今天許多外科手術價格，已經超過十幾二十年未調整，全民健保顯然沒有能力大幅提高給付價格，最簡單的做法就是允許醫師自訂價格，並讓有需要的民眾付差額。

在健保開辦二十八年後的今天，我們醫療資源的「不足」其實是價格管制下的現象，一旦價格鬆綁，一定會迎來一波大調整，讓民眾各取所需，讓醫師及醫院各盡所能，看病時「三長兩短」——掛號長、候診長、領藥檢查時間長、醫師問診短、解釋病情時間短的情況將會大幅改善。

新加坡的醫療制度，本質是「階級化醫療」，但也因此創造出極高的效率，台灣社會應該很難一下子從「齊頭式平等」變成星國制，但至少可以把齊頭式制度往「劫富濟貧制」的方向調整，讓有錢人在需要時付出更多的醫療費用，但一般民眾的基礎保障維持不變。

這個改變解決了一大部分健保財源的問題，因為主要的財源是使用者付費，應該會有很大部分來自使用者的商業保險，符合社會期待，且所得越高負擔也越高，也符合公平性。

這個制度很像搭飛機有「頭等艙、商務艙、和經濟艙」，舒適度不同，但一樣都可以達到目的地。所以執行重點在於，保障所有人都達到目的地，在醫療上就是醫療品質不可以打折，這個制度的另一個優點是，航空公司靠頭等艙商務艙賺錢，所以可以提供價廉的經濟艙；同樣的，醫院的頭等病房的盈餘可以維持平價的健保病床。

以住院費用來說，全民健保保障給付一般病房的九成醫療費用（部分負擔一〇%）；雙人房／單人房，由醫院自由定價以利市場競爭，如果初期擔心價格太高，可以規定公立醫院以雙人房一二〇%，單人房一五〇%開始，私人醫院不超過一五〇%及二〇〇%。

至於醫師診察費方面，其改革理念相同，也沒有政府財源問題，但可立刻解決看病「三長兩短」、大醫院門診擁擠的問題，更重要的是紓解了二十幾年來的醫怨，讓有能力的醫師能夠「自主訂價」，不再被全民健保用低價剝奪了專業的尊嚴。唯有不被醫師痛恨的制度，才會可長可久！

小結：

我們在這裡提出比照搭飛機的頭等艙、商務艙、及經濟艙的做法，用差別式訂價，來解決健保財源不足所造成醫療體系長久以來的結構性問題，以舒緩長期病床不足以及住院部門長期虧損、導致護理人員低薪血汗的問題，醫師診察費與手術費過低的問題也可以一併解決。

第十四章　帕雷多的境界

在成熟自由民主社會，要找出一個可以讓某些人受益，但不讓任何其他人受害的政策，還真不容易。只能說我們設法讓受益者最大化，受害者最小化。「自付差價」的政策，其重點跟搭飛機一樣，不論搭什麼艙等，都要可以到目的地；不能「有錢判生，沒錢判死」，用健保的救不活，副作用較大，療效不夠好，這些都是不可接受的，政府法規鬆綁之後如何保障這些不願意多花錢的多數人的權益，是這個政策能否得到大眾支持的最重要原則。

帕雷多（Vilfredo Pareto）是十九世紀知名的經濟學家，他最廣為人知的經濟理論，就是八十／二十定律，有興趣的朋友，麻煩問谷歌大神。我們今天要提的是，他對經濟學界最重要的貢獻，是經濟學上稱為「帕雷多效率」與「帕雷多最適」的概念，這個重要概念對微觀經濟學（個體經濟學，Microeconomics）的發展有重大的貢獻！

他在分析政策可行性的領域裡提出一個劃時代的看法，就是「如果可以讓部分人變好（Better off），但不會讓任何人變壞（Worse off）」，就稱為「帕雷多優越」（Pareto Superior），這樣的政策，絕對要推動，一直到我們找不到任何其他一個帕雷多優越的政策，這時我們就達到「帕雷多最適（Pareto Optimal）」的最高境界。

在成熟自由民主社會，要找出一個可以讓某些人受益，但不讓任何其他人受害的政策，還真不容易。只能說我們設法讓受益者最大化，受害者最小化。今天我們用這個原則來檢視前一章「差別式訂價」是否可能達到「帕雷多優越」的境界。

首先，我們先來問，「等不到病床」是不是一個必須解決的問題？我願意用較高的價格讓醫院可以提供「全責照護」（家屬不必陪病），為什麼這麼困難？我對檢查結果和病情有好多問題，願意多付錢，希望醫生可以花半個小時甚至一、兩個小時，跟我（和家人）好好解釋，為什麼政府禁止？我想用美國剛上市的新藥（及各種器材），為什麼政府不准，還設下重重關卡？

這些問題指出一個大多數人不清楚的，就是「政府為什麼管這麼多？」（詳第四章「全民健保被政府掐死了」），如果我們沒有詳細解釋，大家一定沒想到，原來我們的痛苦是政府造成的（有意或無意）。這個政府指的是過去幾十年來的政府，並非針對特別的政黨，在台灣任何問題只要變成藍白綠大戰，就難解了。簡言之，今天的制度會長成這個樣子，大家都有責任（也都有貢獻）。

我們今天要效法一個精神，「找錯」是要使制度更完善、更進步，並不是找代罪羔羊，所以是向前看，而不是互相指責。

從「向前看」尋找明天甚至後天的解答，用這個角度而言，我們來思考下面的問題，「我能不能用我自己的錢很容易地買到我想要的服務？」，如果不行，問題是我這種人太少（市場太小）？還是政府在干擾？如果是後者，政府是「有意」還是「無意」？我先從周遭朋友的經驗來判斷，這個市場是存在的，例如：「我不想在急診室排隊，又吵又不舒服」，我能不能付錢來解決？這個問題很「棘手」，基本上是允許「有錢人」來插隊，所以單純允許付錢並沒有解決問題；應該說必須先解決「為什麼那麼多人在急診室等病房？」。我們的看法用簡單的經濟法則就可以解釋，「價格太低」供給就會不足，才是問題的根源。所以先讓市場機制可以運作才是重點，先解除病床與價格的雙重管制之後，提高病房的供給量，當病人的病房需求可以被滿足之後，多付錢的人只是住比較好的病房（空間與舒適度），就不會是插隊。對於醫療品質，以用藥為例，政府常說學名藥（仿製藥）的藥效與原廠相同，沒有療效的差異，我在上一本書用「侯署長愛說笑」講過一個故事：「有一個病患去就診減肥，醫師開了藥之後，他每天作夢，都夢見在追美女，幾個星期下來就瘦了！這個病患的朋友聽到這麼有效，也去求診，但是作的夢不一樣，他每天夢見被怪獸追，幾個星期下來，也瘦了！第二個病患就問醫師，為什麼和他朋友作的夢不同？醫師回答他說：『你的朋友用的是自費，你的是健保，效果雖然相同，但是感覺差很多！』」

在現實社會上，相信「原廠藥」比較好的人比比皆是，這時採用「願意付錢」來取得自己認為比較好的藥，就符合公平正義的原則。舉另一個例子來說，如果政府打算發給全民每人一個LV的皮包，但沒有足夠預算，就以路邊攤的價格買了「看不出差別」的仿製品，但是相信拿真品才有「格調」的人就得自己加錢買真品。這種「自付差價」的政策，其重點跟搭飛機一樣，不論搭什麼艙等，都要可以到目的地；不能「有錢判生，沒錢判死」，用健保的救不活，副作用較大，療效不夠好，這些都是不可接受的，政府法規鬆綁之後如何保障這些不願意多花錢的多數人的權益，是這個政策能否得到大眾支持的最重要原則。

小結：

本章說明讓想花錢的人可以買到他想要的服務，政府不應用法規來設路障，但其前提是必須保障不想花錢的民眾，所得到的服務在「健康指標」和「醫療品質」是一樣的，只有感受和舒適度的不同，如此就符合「帕雷多優越」的原則。

第十五章　健保還有救嗎？

健保有沒有救？當然有，但要看執政者的決心。用稅收大幅挹注健保運作的經費雖是選項，如能輔以「搭飛機」不同艙等的差別訂價制，政府的財務負擔就不會太重，也可以解決民眾不同需求的問題，說不定是可行的。另一個選擇是直接實施《全民健康保險法》第四十三條的規定，用使用者付費的精神來抑制浪費，並達成轉診制度。

「老兵不死，只會逐漸凋謝」這句麥帥的名言，用在全民健保最為貼切。三年前我的新書發表會，全民健保開辦最大功臣葉金川教授現身說法，講出兩句名言，第一、「全民健保最美好的時代，已成追憶。」第二、「請大家準備兩百萬元，一旦發生癌症，才夠用。」這兩句話真正點出了全民健保嚴重的問題。但是民眾的滿意度卻仍高達百分之九十以上，為什麼？

老實說，我並沒有答案，我的猜想是民眾真的很喜歡現在「便宜又方便」的全民健保，不希望執政者亂改，這的確已造成所有當政者，在過去十幾二十年來的大部分時候，都只敢小調不敢大動。

我們再回到前面章節所提出的「政策選項」，以此為基礎來看看「如何救健保？」從這個觀點而言，廢除《全民健康保險法》，走新加坡制的可能性較低；其次，用強

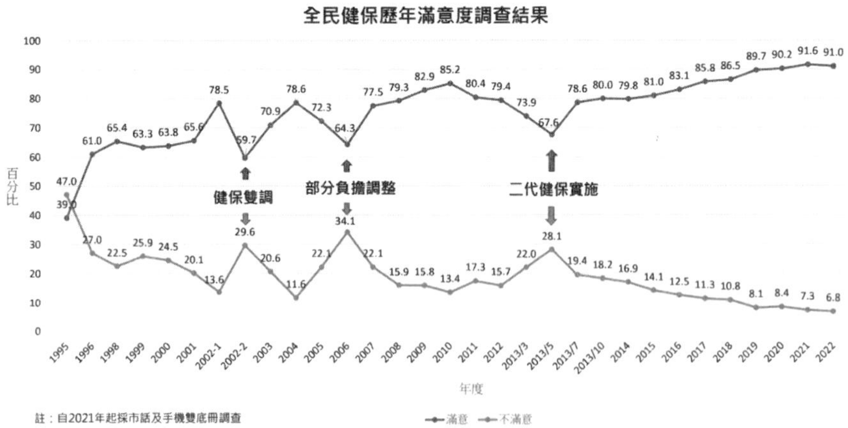

圖表 15-1：全民健保歷年滿意度（資料來源：中央健康保險署）

制轉診的家庭醫師制（英國式），因為喜歡家庭醫師制的人目前就有許多「社區醫療群」（詳網站 https://info.nhi.gov.tw/INAE1000/INAE1040S01）可以選擇，用制度去強迫其他喜歡自由就醫的大部分人，應該會有相當大的阻力。所以維持現制的自由就醫，學習日本用稅收補貼全民健保可能是是比較容易讓大多數民眾支持的方案；不過每年需幾千億，當然難度也非常高；因此，用稅收大幅挹注健保運作的經費雖是選項，如能輔以「搭飛機」不同艙等的差別訂價制，政府的財務負擔就不會太重，也可以解決民眾不同需求的問題，說不定是可行的。不過，一下子要把醫師診察費調高到每看診一次一、兩千元，需要幾千億元的預算，如果都由全民健保買單，民意支持度應該不會太高；因此，有限度地讓醫師可以自訂診察費並「收取差價」，應該也是符合前述「帕雷多優越」原則的政策。對於不想多付錢的民眾，同一個醫生有原來的門診，一切依照現行制度不變，但如果我希望這個醫師幫我看一小時的診，我願意多花幾千元是個人的選擇，並不影響到別人，這樣的設計，您覺得有道理嗎？

您或許還是質疑，如果每個醫師都看診一次幾千元，怎麼還肯為普羅大眾服務，這點需要釐清，一次看診看幾十個病人，每人幾百元，大約是一萬多元的收入，若一次門診看三個病人，每人每小時收五千元，也不過是一萬五千元，一個醫生如果光靠這種高價門診就可以生存，就表示在平常這種需求非常高，真是如此，現在就可以自己出去開業了，哪需要待在大醫院繼續「血汗」？顯然很多醫師不是只考量賺錢一事。以市場運作而言，「各盡所能，各取所需」，通常比待在「一體通用」的制度有彈性，更符合民眾的需求，您同意嗎？

最後一個選擇是直接實施《全民健康保險法》第四十三條的規定，這是長久以來醫師公會（主要代表基層診所醫師）的主張，我們前面分析過，不經轉診到大醫院要負擔四〇／五〇%的部分負擔，到小醫院三〇%，在基層診所二〇%，和現制相較漲價幅度頗高，詳如圖表15-2。

因為漲價的幅度高，所以作用力與反作用力都會比較大，從「效果」而言，許多學者倡導的轉診制度，終於可以實施，但是大醫院門診因此大幅減少之後，住院虧本的問題就會正式浮上檯面，所以還是要有經費挹注，因此同時要大幅調高住院部門的費用，以及醫院的醫師診察費，這個變動不細算並試行之後，無法百分百清楚看到財務的影響，是否的確如許多專家所認為，這樣的制度可以替國家省錢？讓我們拭目以待。

2021年門診醫療服務概況-按特約類別

特約類別	門診醫療服務				
	件數	醫療費用 (以一點為一元計算)	平均每件 醫療單價 (元)	依健保法43條 部分負擔(元)	
總　計	3.12億	5,478億	1,800		
醫學中心	3,000萬	1,342億	4,400	2,200	(50%)
區域醫院	4,000萬	1,297億	3,200	1,280	(40%)
地區醫院	3,000萬	746億	2,500	750	(30%)
基層院所	2.12億	2,093億	1,000	200	(20%)

陳怡如製表

圖表 15-2：各層級醫療院所平均門診費與部分負擔金額

剛剛講的都是「千億以上的大事」，為的是全民健保的未來，但誠如馬雲的名言「今天很痛苦，明天更痛苦，後天很美好，但大部分的人活不過明天晚上。」這句話對罕見疾病／癌症的病家而言，再貼切不過了！所以不管未來政府要如何改、什麼時候改，眼前的燃眉之急是再不找到錢把新藥／新醫療器材／新的罕病治療納入，許多病人的確會「活不過明天晚上」！幸好這個問題的解決方案只需要「幾百億元」，而且去年的行政院生技產業諮詢委員會（簡稱BTC）已經給了明確建議，政府只要拿出幾百億，模仿英國癌症藥物基金的運作方式，建立「健保沙盒」跟時間賽跑，縮短我國癌症／罕病用藥及各種新醫療器材／智慧醫療與精準醫療納入健保體系的時程，這是真正可以嘉惠民眾的重大政策。

小結：

健保有沒有救？當然有，但要看執政者的決心，因此不論以日本為師，用稅收補助，或回歸《健保法》第四十三條，用使用者付費的精神來抑制浪費，並達成轉診制度，或採用我們提倡的「差別式訂價」制都是可行之道，但是當務之急是要立刻拿出幾百億元，建立「健保沙盒」以解癌症病患、罕見疾病患者的燃眉之急。

第十六章 結語

這本書是寫給所有關心全民健保的人看的，今天我用這一點點篇幅，想解答全民健保這麼錯綜複雜的問題，的確是自不量力，但是退一萬步來說，我又自以為「有了突破性的思維」，經過這一個多月來在「台灣產業創生平台」的企業界好友們，尤其是當年一起在綠島建立人權紀念碑的黃日燦律師與楊啟航博士的指點之下，覺得這本書雖不見得能「振聾發聵」、「振衰起敝」，至少也有「拋磚引玉」之功效，希望能引發大家正視全民健保已經逐漸衰敗的「不願面對的事實（Inconvenient truth）」。長期投資不足，造成民眾健康落後鄰近星日韓等國，癌症病患、罕見疾病等不到新藥，大醫院急診室擠滿等待病床的病人，已經是現在天天上演的戲碼，這些問題要解決，非每年投資數千億元是辦不到的。

有了健保體系已經逐漸衰敗的認知，當然更具挑戰的是「問題出在那裡？」以及「怎麼解決？」我們在第三章用一個圖，總結了低價健保引發的醫療危機來解釋，台灣人所珍惜的「又便宜又方便」的健保是搭建在「血汗醫護」的不穩固基礎上。由於健保長期低價策略，所有醫院的住院部門都是虧損的，不賺錢的部門自然長期「供需失衡」，所以要從根解決，必須用「千億」的資金來解決。我們認為最符合台灣民意的是「讓有能力負擔、又有需求的人付較高的差價取得符合他心中理想的醫療服務」，而讓健保付給所有的人同樣價格，以兼顧公平與效率。這個借用搭飛機可以分艙等，但不論搭什麼艙等，都會到達目的地，只是空間與舒適度不同的思維，是符合經濟學上「帕雷多優越」的政策，當然我們在第十一章的「政策選項」圖中，把所有可能的選項，一一簡要分析，限於篇幅以及作者的知識所及，必然有掛一漏萬的問題，我們希望這塊「小磚頭」拋出來之後，可以引起社會各界真正高手拿出璞玉，進一步帶動社會大眾一起來共同關心全民健保，促成全民健保制度的持續精進，以增進民眾健康，這是我寫這本書最大的心願。

最後，引用一位台灣健保好友，美國普林斯頓大學倫哈德教授（Uwe Reinhardt, 1937-2017）在世時常說的一句話：「在任何時間，地球上至少有一個國家在進行健保改革（或稱醫改 Healthcare reform），而且通常這個國家會宣稱上一次的改革已經失敗！」以這個國際的宏觀角度看台灣，一九九五年開辦健保是我國第一次且極為成功的醫改，徹底解決了「因病而貧，因貧看不起病」的問題。誠如名作家柏楊二十年前留下的名言：「全民健保讓窮人看病有了尊嚴」，這是現階段許多國家還達不到的境界，我們應該要珍惜，但任何制度都不可能不與時俱進。可惜的是，幸或不幸的台灣醫療體系，雖然「問題重重」，但民眾滿意度超高，所以執政者「兢兢業業」，如臨深淵、如履薄冰，不敢輕舉妄動。而天天排隊等病床的病人和家屬，到處託人打電話，這個天天在各大醫院急診室上演的戲碼，完全對執政者沒有影響，對我這個號稱對世界各國的醫療體有深入了解的專家，也只能讚嘆，這也是另類的台灣奇蹟。

鴻仁寫於二〇二三年六月一日

註：在附錄有二個章節，不是不重要，而是擔心太過專業，所以放在附錄，請卓參。

致謝

本書如果沒有台灣產業創生平台創辦人黃日燦律師的鞭策，以及好友楊啟航博士幫忙「敲邊鼓」，是不可能完成的。其間平台的企業界好友，緯創資通林憲銘董事長、大聯大黃偉祥董事長，以及「創生界」好友，創業者共創平台基金會顏漏有董事長、台灣地方創生基金會陳美伶董事長／國發會前主委、創業者共創平台基金會林志垚顧問，活水社企鄭志凱董事長、台灣科技大學盧希鵬教授等先進的深入評論，讓我又大修了一版，其間平台資深編輯沈勤譽以及平台副執行長郭惠玲的協助，在此一併致謝。

所引用的許多資料，都是陽明大學衛生經濟專家多年研究的精華，如周穎政教授、黃心苑教授與蒲正筠教授，也在此對他們的貢獻表達感謝之意。最後要謝謝我的祕書楊嘉銘小姐以及印刻出版社的初安民先生，沒有他（她）們的苦工跟效率，從發想到出版，才花了短短幾個月的時間，回想起來，真的是「不可能的任務」！

【附錄二】

全民健保的智庫

眾所皆知，保險一定有行政成本，而被保險人數越多，行政成本就越低（以保費收入的比率計算）。放眼全球健保行政費用最高的是美國，其尚未實施全民健保，公營的老人保險（Medicare）行政成本僅二％，但民營的保險則高達一二至一八％，這個數字相當驚人，在 Medicare 一年近七千億美元中，行政費用就占了近一百億美元，相較而言，歐洲的社會保險這個比例大約在二％以上（詳見圖表 A1-1）。

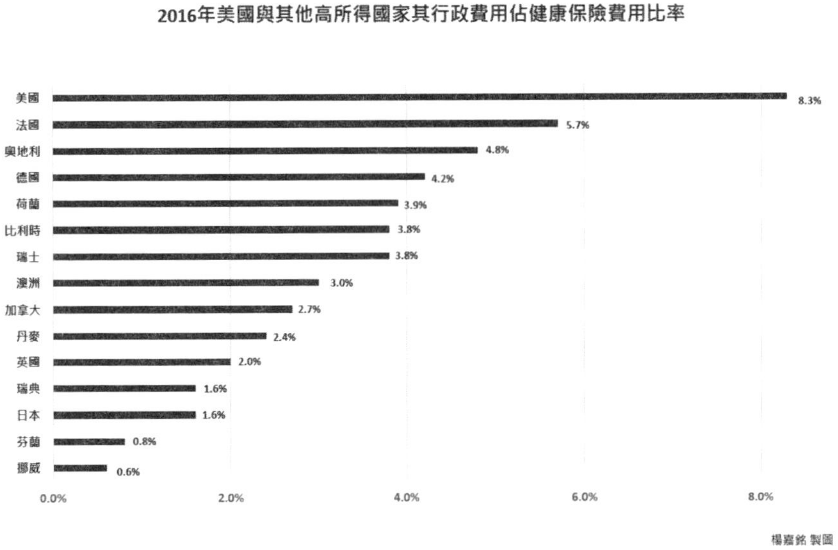

圖表 A1-1：美國與其他高所得國家其行政費用佔健康保險費用的比率（資料來源：OECD）

過去二十年來中央健保署的行政費用沒有太多變動，年度預算都在五十億上下，但健保總支出已經超過八千億元，行政費用低於一％，以這麼少的行政費用，說好聽是行政效率高，但也有一個大缺點——中央健保署每年只花費兩億多元進行研發，且國科會不同意健保署申請科技預算，長期下來這個單位很像手腳健壯的巨人，但沒有太多腦筋在思考；衛福部的社會保險司也沒有太多研發預算，大部分有關健保的研究，散布在各個大學的公共衛生／衛生福利／醫務管理研究所，以及國衛院。簡單地說，中央健保署的行政經費有如「泥菩薩過江」，而整個國家對這麼重要的社會制度，卻沒有一個機構從國家的高度來研究所有全民健保相關的問題。

因此，近年來政府對外的健保政策或新聞資料，即便有不錯的媒體效應，但是缺乏長遠的思考，學術的深度更是付之闕如。我們來讀一則新聞稿：「健保署署長李伯璋指出，部分負擔新制雖然對健保財務挹注不會很多，但可以提升民眾費用意識，病人和醫師共享決策，降低不必要的醫療浪費，估計新制上路可節省健保點值約三百七十八億點，將健保資源做更有效利用，包括居家醫療、偏鄉離島服務、罕見疾病與癌症用藥給付等。」（https://tw.nextapple.com/life/20221129/FE434FAC3CA87B56D1C9947AA3C73F38）。

三百七十八億這個數字其實是想像而來的，完全沒有任何證據支持，採取這個幅度的部分負擔制，可以有減少一次看診的效果（Price elasticity of demand）。任何國家政策制訂前，怎能沒有經過完整的政策研究分析報告？我們的健保署之所以會憑空想像、草率行事，追根究柢就是缺乏一個「智庫」。

解決上述問題的最簡單方法，就是在進行上述大改革的同時，將全民健保的行政經費，改由健保費中按一定比例提撥，如果是一%換算起來約八十億元，對整體健保支出影響不大，但是將多出來的預算成立智庫已經綽綽有餘。

這個智庫可以做的事情不可勝數，除了提供全民健保持續精進的基礎，還有前述的英國「NICE」制度深入探討，都需要長期穩定的經費支持。同時也要建立類似 Lancet HAQ index 的「健保年度績效評估」，而這份評估不能只統計錢的來源與流向，更重要的是分析民眾有沒有更健康？和鄰近國家與 OECD 國家比較的成績如何？是否有進步？如果沒有進步那原因為何？是支付制度、系統整合（Delivery system integration）、跨機構協調（Interagency coordination）、還是太慢引進新科技的問題？我國的全民健保已從一流變成三流，如果要翻轉這樣的態勢，智庫的角色非常關鍵且不可或缺。

【附錄二】

全民健保的藥品給付

健保的藥品制度是涉及高度專業的問題，因此我們把相關內容放在附錄，不是因為這個問題不重要，而是希望白皮書聚焦，不掉入專業陷阱。

全民健保的藥品給付，有幾個問題要處理，首先要建立一個可長可久的支付制度，減少浪費；儘管浪費的金額不算高，但透過媒體放大相關議題後，導致社會觀感不佳，也會影響健保改革的推動，因此必須從長遠眼光來完善相關制度。

在前面章節，我們曾討論過台灣醫院的經營困境——本業靠「藥價差」，業外靠停車場、美食街，這個問題其實不難解決，當我們透過法規鬆綁，就可創造應有的營運獲利，讓醫院可持續經營，同時也可針對「藥價差」的現象進行改革。

如何改革？讓智庫邀醫藥界共謀大計，除非我們學德國「全國藥品統一訂價」（請參考《2030健保大限》），並接受藥品通路有一定的保障利潤，以及整個社會接受較高的藥價，否則在市場機制下，藥價差必然存在。

我們的目標是：一、不希望藥價差成為醫院重要的財務來源；二、不希望醫院採購只考慮價格；三、醫院從藥品獲得的利潤要有規範。

這個目標是否容易達成？當醫院利潤來自本業合理化之後，並不那麼困難，所以我們應把重點放在藥品的支付制度的改革。藥品提供有幾個環節，首先是新藥，新藥的給付只要錢足夠就沒有太大問題。二十年來，由於總額預算的實施，「二代健保法」置入了一個條文「全民健康保險藥品給付項目及支付標準共同擬訂會議」，讓新藥以及其他新醫療科技的給付關卡重重，想讓新藥順利納入健保給付，要先解決「錢從哪裡來」的問題，這點一定要先把企業界代表找來，說明「提高健保費，不但對員工有利，對社會、對經濟成長全有利」，爭取企業界的支持，然後再讓全民支持提高健保費率，相信這些花費不是用於「別人的浪費」，而是用在新藥／新醫療科技的給付；同時，健保署的審核機制，要改變遊戲規則，以提升效率。

如果在可見的未來，政府一時無法說服民眾逐年提高健保費率來大幅增加新藥／新醫療科技的預算，至少可先在制度上置入兩個機制來促進效率。首先在精神上，要確認經食品藥物管理署核准的新藥，必然有一定的效益，原則上越早引進健保，對民眾健康越有利；可惜的是，在總額預算施行之後的過去二十年來，這個精神從來不被「全民健保委員會」或「共擬委員會」廣泛認同，未來這個政策目標方向一定要能夠逆轉！

一旦政府確立投資健康的積極目標，在做法上也要特別注意，首先在與藥商協商時，要有智庫提出的科學數據為基礎，而不是漫天喊價，有了議價基礎，還要加上「差額負擔」，一旦價錢談不攏時，就依健保署所提出的價格，廠商堅持其定價就由民眾付差額。

如果廠商同意新藥價格，就立刻進入健保，如果不同意，而雙方的爭議是「成本效益」，那就先進入「健保沙盒」，用政府提供的經費暫行給付，經過一段時間的運作，數據會說話，看誰比較有理，到底符不符合成本效益；經過一定期間的沙盒運作，有真實世界的數據可以參考，應該有利於達成共識。

綜上所述，新藥政策工具的兩大支柱就是「差額負擔」與「健保沙盒」，但評估基礎需要智庫提供 NICE 成本效益分析。

至於所謂的「老藥」——指的是專利已過期、學名藥已上市的藥品，可以參考美國老藥的支付制度。簡單地說，依「成分」別（例如普拿疼是品牌，乙醯胺氛是其藥品成分，最近缺的氧化鎂和安莫西林 Amoxicillin 也是成分）來訂定健保價，這個價格通用於所有廠牌，但是當年將此藥成功上市的原開發藥廠以及任何品牌，如果不接受這個價格，都可以自由訂價，然後向願意支付使用的病人收取差額負擔。由此觀之，差額負擔是全民健保藥品供應體系不可或缺的一個重要配套措施。

INK PUBLISHING Canon 35

政府不敢告訴你的健保危機

作　　者　張鴻仁
圖表提供　張鴻仁
總 編 輯　初安民
責任編輯　林家鵬
美術編輯　陳淑美
校　　對　孫嘉琦　張鴻仁　林家鵬

發 行 人　張書銘
出　　版　INK 印刻文學生活雜誌出版股份有限公司
新北市中和區建一路249號8樓
電話：02-22281626
傳真：02-22281598
e-mail：ink.book@msa.hinet.net
網　　址　舒讀網www.inksudu.com.tw

法律顧問　巨鼎博達法律事務所
施竣中律師
總 代 理　成陽出版股份有限公司
電話：03-3589000（代表號）
傳真：03-3556521
郵政劃撥　19785090 印刻文學生活雜誌出版股份有限公司
印　　刷　海王印刷事業股份有限公司

港澳總經銷　泛華發行代理有限公司
地　　址　香港新界將軍澳工業邨駿昌街7號2樓
電　　話　852-2798-2220
傳　　真　852-2796-5471
網　　址　www.gccd.com.hk

出版日期　2023年 8 月　初版
ISBN　978-986-387-672-4
定　　價　450元

國家圖書館出版品預行編目(CIP)資料

政府不敢告訴你的健保危機／張鴻仁著.
--初版. --新北市中和區：INK印刻文學, 2023. 08
面； 14.8 × 21公分. --（Canon；35）
ISBN 978-986-387-672-4 (平裝)
1. 全民健康保險
412.56　　112012174

舒讀網